JN102466

改訂第2版

精神保健福祉士
国家試験

＜専門科目＞
キーワード

著 長坂 和則

静岡福祉大学社会福祉学部教授

へるす出版

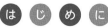

　本書は，第1回から最新である第23回までの精神保健福祉士国家試験専門科目において出題された問題を徹底分析し，重要な専門科目別キーワードを選りすぐったうえで掲載しています。また，法制度の改正等により，出題時の状況と異なるものは，適宜最新の情報に置き換えて記載しております。

　本書を用いることで，相談援助の基礎的な理解から精神保健福祉関連の法律の変遷などにわたり，それぞれの専門科目で必要な知識を効率よく深めることができますので，精神保健福祉士国家試験対策としての知識習得と同時に，精神保健福祉援助実習の事前学習や実習後の振り返りにも十分に活用することができるものとなっております。

本書の特徴

★第1～23回に出題されたすべての精神保健福祉士国家試験専門科目問題を徹底分析し，国家試験合格へ導くための重要なキーワードを抽出しています。

★各専門科目の出題基準をベースとして，系統立てて理解がしやすいようカテゴリー化したうえで，キーワードを含む正解文を掲載しています。

★キーワードの文末に出題回と問題番号を記載しています。(例：(21-23) ⇒第21回23問)

★類似した設問はキーワードによってまとめました。

★重要なキーワードを図や表にまとめ掲載しています。

　この『精神保健福祉士国家試験　専門科目キーワード』をご活用いただき，ぜひ精神保健福祉士国家試験の合格を手に入れていただきたく期待しております。そして国家資格を取得した後には，医療・地域・教育・行政・司法などのさまざまな分野において，こころの病を抱える方々に対する支援とソーシャルワーク実践の場でご活躍いただければと思います。

　精神保健福祉士としてのご活躍を心より願っております。

令和3年7月

静岡福祉大学 社会福祉学部 教授

長 坂 和 則

図・表 協力執筆者	土 屋 璃 沙　精神保健福祉士　医療法人清仁会 日本平病院
	坂 口 香 澄　精神保健福祉士　駿府こころのクリニック

Ⅰ｜精神疾患とその治療

Ⅱ｜精神保健の課題と支援

Ⅲ｜精神保健福祉相談援助の基盤

精神疾患とその治療 | I

1 | 精神医療の歴史

☐ ベルギーの**ゲール**（Gheel）と同様に，わが国の**岩倉村大雲寺**でも早くから精神障害者の家庭保護が行われていた。(1-5)

☐ わが国で最初の公立精神科病院は，明治時代に京都府に設立された**京都癲狂院**である。その後上野に設立された**東京府癲狂院**は（巣鴨病院時代を経て）現在の東京都立松沢病院に引き継がれている。(3-2，4-1)

☐ 都道府県において**精神科病院**および**精神衛生相談所**の設置が義務づけられたのは，「**精神衛生法**」（1950〔昭和25〕年）においてである。(3-3)
　🖊 精神衛生相談所は，現在の精神保健福祉センターの存在に近いものであった。

☐ 「**精神保健法**」は，1950（昭和25）年に制定された「精神衛生法」が，1987（昭和62）年に改正されたものである。任意入院が新設され，積極的に適応されることとなったため，これがもっとも多い入院形態となったが，一方で措置入院は減少した。その後，この法律は「**精神保健及び精神障害者福祉に関する法律**」（**精神保健福祉法**）に改正され，精神障害者保健福祉手帳，精神障害者社会復帰施設の体系化等が新たに盛り込まれた。(6-3)

2 | 脳および神経の生理・解剖

☐ **扁桃体**は大脳辺縁系に属し，発生上古い領域である。(4-1，15-1)

☐ **前頭葉**は意志や意欲，運動機能に関係している。**側頭葉**は判断と記憶に関係している。**後頭葉**は視覚に関係している。**頭頂葉**は感覚野によって知覚に関係している。**大脳基底核**は，運動調節，認知機能，感情，動機づけなどに関係している。**辺縁系**は，自律神経，嗅覚，本能，記憶などに関係している。(15-1，18-2，20-1)

☐ **前頭葉**が障害されると**運動性失語**を生じる。また，抑制が欠如して周囲に無関心になったり反社会的な行為を行ったりする。**側頭葉**が障害されると発声はできるが言葉の意味が理解できない感覚性失語を生じる。**頭頂葉**が障害されると，運動障害がなく，行うべき動作や行為がわかっているのに，それができない**失行**が認められる。**後頭葉**が障害されると**視覚失認**を生じる。**大脳基底核**が障害されると不随意運動が出現する。(15-1，16-2，18-2)

☐ **小脳**が障害されると運動失調を生じ，歩行障害や平衡機能の障害を生じる。(16-2)

☐ 脳の構造で**中枢神経系**は大脳，間脳，小脳，中脳，橋，延髄，脊髄からなる。**間脳**は視床が大部分を占める。**末梢神経系**は体性神経系と自律神経系とに区別され，体性神経系には，脳神経と脊髄神経がある。また**視床下部**は，摂食，体温，情動の調節にかかわっている。(19-2，21-1，23-1)

❑ 失語症は，大脳の優位半球の皮質病変で起こることが多い。(6-5)

❑ ヘルペス脳炎，エイズ脳症は，ウイルス性疾患である。ヘルペス脳炎では，側頭葉および側頭葉内側面に病変がみられる。(1-6，3-4)

❑ ふざけ症は気分の障害であり，場にそぐわない冗談などが出現する。前頭葉の損傷（障害）により起こる。(6-2)

❑ 交感神経の活動の高まりを示すものとして，消化液の分泌減少がある。副交感神経の作用によるものは，瞳孔の縮小・脈拍の減少・血圧の低下・腸管蠕動の亢進である。(22-1)

3 ┃ 精神障害の分類

❑ アルコール依存・薬物依存・症状精神病は，外因性精神障害の一つである。失認の成因は，外因に分類される。(1-10，11-2)

❑ 双極性感情障害（躁うつ病）と統合失調症は，ともに内因性精神障害に分類される。(1-10，11-2，17-1)

❑ 解離性運動障害や神経性無食欲症の成因は，心因に分類される。(11-2，15-2)

❑ 解離性運動障害は，ICD-10（国際疾病分類第10版）では「神経症性障害，ストレス関連障害および身体表現性障害（F4）」の「解離性障害」に含まれる。(12-1)

❑ 神経症性障害は心因性精神障害に分類される。(1-10)

❑ ガンザー（Ganser）症候群の成因は，心因に分類される。(11-2)

❑ 幻聴は知覚の障害に，妄想は思考の障害に，せん妄は意識の障害に，作為（させられ）体験は自我意識の障害に分類される。(16-6)

❑ 症状性精神障害とは，外因性精神障害のうち身体疾患が要因となり生じる精神障害をいう。(17-1)

❑ 症状精神病では，意識障害が主症状であるが，必発するとはいえない。(5-9)

❑ ICD-10（国際疾病分類第10版）の「症状性を含む器質性精神障害（F0）」には，アルツハイマー病型認知症，血管性認知症，他に分類されるその他の疾患の認知症，特定不能の認知症，器質性健忘症候群，せん妄などが含まれる。(18-3)

❑ 統合失調症後抑うつや統合失調感情障害，急性一過性精神病性障害は，ICD-10では「統合失調症，統合失調症型障害および妄想性障害（F2）」に含まれる。(12-1，18-3)

☐ **軽症うつ病エピソード**は，ICD-10 では「気分（感情）障害（F3）」の「**うつ病エピソード**」に含まれる。(12-1)

☐ **摂食障害**は，ICD-10 の「生理的障害および身体的要因に関連した行動症候群（F5）」に含まれる。(18-3)

☐ **不安性（回避性）パーソナリティ障害**や**性同一性障害**は，ICD-10 では「成人のパーソナリティおよび行動の障害（F6）」に含まれる。(12-1，18-3，21-78)

☐ **広汎性発達障害**は ICD-10 の「心理的発達の障害（F8）」に分類される。(18-3)

☐ **DSM-5** は，アメリカ精神医学会が作成した診断基準である。(17-1)

4 精神症状

☐ てんかん患者では，統合失調症様の**幻覚妄想状態**を合併することがある。(7-5)

☐ **妄想**は統合失調症にみられ，**幻聴**は気分障害でもみられる。(2-9，11-3，13-7)

☐ 統合失調症の幻覚の中でもっとも多いのは**幻聴（幻声）**である。(5-10, 6-2, 7-2, 17-3)
　🖉 幻視は，統合失調症にはまれで，特徴的とはいえない。

☐ **強迫観念**は，強迫性障害（強迫神経症）の中核症状であり，不合理な観念が自分の意思と関係なく起こるもので，強迫行為を伴うことが多い。ばかばかしいと考えながらも繰り返し考えが浮かび「不合理とは考えるが，否定すると不安になる」ことをいう。一方で，**強迫思考**は，強迫性障害以外でもみられる症状である。(1-1, 4-8, 6-2, 20-4)

☐ **心気状態**とは，実際に病気でないのに病気であると考えたり，病気ではないかと心配する状態を指す。**心気症状**は，高齢者によくみられる精神症状の一つである。実際に病気でないのに，何らかの病気であると確信する妄想を，**心気妄想**という。(1-1, 2-9, 4-8, 6-8)

☐ **広場恐怖**と**閉所恐怖**は，ともにパニック障害の症状を呈する場合がある。(3-1, 21-2)

☐ 他人に注視される場面への恐れが**社会恐怖**でみられる。また，**社会恐怖**を呈する行為障害では素行の面での問題がみられる。(10-2)

☐ 初老期のうつ病性障害では，**関係妄想**がしばしばみられる。高齢者のうつ病では，**微小妄想**を伴うことが多い。微小妄想には，貧困妄想や罪業妄想，心気妄想といったものがあり，うつ病に特徴的な妄想である。そのうち，**罪業妄想**はうつ病のみの症状ではなく，統合失調症，パーソナリティ障害などでもみられる症状である。(4-5, 5-

5，6-8，12-2)

□ **パニック発作**は，しばしば動悸，胸痛，窒息感などを伴い，一般科の救急外来を受診することがある。(4-8，7-4，12-7)

    ✏ パニック障害は，死や発狂の恐怖を伴うパニック発作が特徴である。不安障害では，パニック発作を呈しないこともある。

□ **せん妄**では，錯覚や幻視などがみられることが多く，高齢者にしばしばみられる意識障害の一つである。興奮，妄想，幻覚を伴った意識障害であり，日常生活に支障はなくとも，急に深夜に着替えて出かけようとするなど夜間に起こりやすい（**夜間せん妄**）。**夜間せん妄**は知的機能の障害ではない。(2-4，3-8，6-8，7-1，10-2，23-2)

□ **もうろう状態**では意識野の狭窄があり，注意や関心が目の前のことだけに限られ，徘徊することもある。(3-8)

□ **昏迷状態**は，意欲の波動がみられず，刺激にも反応しない状態である。緊張型統合失調症，うつ病，解離性障害などでみられる。(1-1，4-5，4-10)

□ **思考散乱**は意識障害のあるときの思考障害である。(3-8，4-3，11-3)

    ✏ 意識障害には，昏睡などの単純な意識障害と，せん妄やもうろう状態のような複雑な意識障害がある。

□ **アメンチア**は，軽い意識混濁に思考散乱（意識障害がある中で生じる思考の混乱）および困惑が出現する。(3-8)

□ **情動脱力発作**は，ナルコレプシーでみられる。(4-9)

    ✏ ナルコレプシーとは，日中の過度の眠気や自分では制御できない眠気である。

□ **離人症状**は自我意識の能動性，自他の区別の障害に属するもので，「実感がわかない」「ピンとこない」などと訴えることが多い。(4-10，5-2，13-3，14-1)

□ **情動麻痺**とは，天変地異などの突発的な大事件を体験した後に，何も感じなくなった状態であり，一種の心因反応である。(11-3)

□ **作話**は，コルサコフ症候群で特徴的な症状であり，意識的・意図的なつくり話ではないため詐病患者やミュンヒハウゼン症候群などの虚偽性障害の特徴ではない。(6-2，12-6，16-5)

□ **健忘**は，主として海馬病変により起こるが，心因性でも起こることがある。**前向性健忘**とは新たなことを記憶にとどめる能力の障害（記銘力障害）で，短時間内に起こったことを忘れてしまう。「ある時点から後のことを思い出せない」との訴えがある。(5-2，6-5，7-1，20-4)

    ✏ 以前のことが思い出せなくなることを逆行性健忘という。

❏ **フラッシュバック**とは，心的外傷後ストレス障害（PTSD）の症状の一つで，外傷を想起させる活動や状況の回避が持続しているのにもかかわらず生じてくる侵入的回想のことをいうほか，精神作用薬物などを使用した際に体験した知覚症状（例えば幻聴，幻視の体験など）を使用後に再体験することをいう。覚醒剤使用中止の数年後でも突然**フラッシュバック**が認められる。（1-2，2-1，4-4，9-3）

❏ **転換症状**とは，心的葛藤が身体症状に置き換えられることをいう。（4-8，7-1）

❏ **過呼吸（過換気）発作**はパニック障害の症状の一つである。（2-1，9-2）

🖉 パニック障害では，動悸や息苦しさ，胸痛などが現れこのまま死ぬのではないかという強い恐怖感が生じ，救急車を呼ぶなどパニック状態に陥り，病院で検査等を受け異常なしと言われるが，また同じような激しい症状に見舞われるのではないかという強い不安感（予期不安）や電車に乗ったり車を運転することに強い恐怖（空間恐怖）を感じるようになる。

❏ **躁状態**は，情動の障害で，双極性感情障害（躁うつ病）に出現する。爽快気分，易刺激性，不眠を生じ，乱費や誇大妄想を呈することもある。（18-5）

❏ **連合弛緩**は，思考の障害で，統合失調症に認められる。（18-5）

❏ **うつ状態**は，情動の障害で，うつ病や双極性感情障害（躁うつ病）に出現する。抑うつ気分，制止，不眠，希死念慮を生ずる。（18-5）

❏ **観念奔逸**は，思考障害の一つで，双極性感情障害（躁うつ病）に認められる。（18-5）

❏ **解離状態**は，感情，感覚，運動，思考の統合が障害された状態である。解離性障害に認められる症状で，器質性の障害なしに，健忘，遁走，昏迷，運動障害，感覚脱出などを生じる。（18-5）

❏ **仮面様顔貌**は，パーキンソン病に認められる症状で，神経変性疾患として脳のドパミン不足のため器質性の障害により生ずるものである。（18-5）

❏ **複雑部分発作**は，**てんかん発作**の一つで，意識障害を伴う部分発作である。脳波では，発作性の律動異常を示すのが特徴で，脳波異常を呈する。（18-5）

❏ **考想（思考）化声**は，自分の考えが声になって聞こえてくるという病的体験で，統合失調症にみられる**シュナイダーの一級症状**の一つである。（13-7，15-5）

❏ **体感幻覚**は，体感にかかわる幻覚で，統合失調症にみられる。（13-7）

❏ **恐怖状態**では，特定の対象や状況へのおそれが生じる。（17-4）

5 │ 身体的検査と心理的検査

☐ 心理検査に用いられるビネー式知能検査や WAIS（ウェクスラー成人知能検査）は知能の検査に，MMPI（ミネソタ多面人格テスト）や矢田部-ギルフォード性格検査（Y-G 検査）は性格の検査に用いられる検査法である。(3-9, 16-8)

☐ パーソナリティ検査は性格傾向を調べる検査である。(8-7)

☐ 高齢者の物盗られ妄想があれば認知症を疑い，改訂長谷川式簡易知能評価スケール（HDS-R）を用いて検査するのは適切である。認知症の診断に，パーソナリティ検査である絵画統覚テスト（TAT）は関連がない。(4-2, 8-7)

☐ WAIS は，認知症のスクリーニング検査として用いられていない。(6-9)

☐ 代表的な投影法によるパーソナリティ検査としてロールシャッハテスト，SCT（文章完成テスト），TAT，バウムテストがあげられる。(6-9, 13-4, 16-8, 19-7)

☐ 内田-クレペリン精神作業検査は，問題解決能力を評価する検査法ではない。(6-9)

☐ ハミルトンうつ病評価尺度など，精神症状の評価尺度が数多くつくられている。これらは，症状の重症度を評価するためのものである。(3-9)

☐ CMI（コーネル・メディカル・インデックス）は，質問紙法のパーソナリティ検査であり，心身両面の自覚症状の評価法として心身症でよく用いられる。(6-9, 16-8)

☐ ベンダーゲシュタルト検査は，9 個の図形を被験者に提示し模写させることで，作業能力や器質的脳疾患の識別診断の評価を行う検査である。(19-7)

☐ 「今日は何曜日ですか」「ここはどんな場所ですか」は，時間の見当識を調べる質問である。「『こどもの日』は何月でしょうか」「九州は日本地図のどのあたりにありますか」は，一般知識の問題であり見当識の質問ではない。(10-3)

☐ 小児の言葉の発達の遅れがある場合，疾患の早期発見のため知能検査を行う場合がある。(8-7)

☐ 手足が痙攣する発作では脳波検査が必要となる。(8-7)

☐ 発熱，頭痛の後出現したもうろう状態の際，頭蓋内感染症を疑い髄液検査をするのは適切である。(8-7)

☐ 頭部 CT 検査の異常所見が診断に役立つ疾患として，正常圧水頭症がある。(17-6)

✏️ **心理検査**

知能検査	ビネー式知能検査	ビネー−シモン法を日本人用にしたものに鈴木-ビネー式と田中-ビネー式知能検査がある。主として児童用。集団検査用のものとして，田中A式知能検査，田中B式知能検査がある。
	ウェクスラー成人知能検査（WAIS）	16歳以上の成人に適用。言語性と動作性のテストがあり，それぞれ言語性IQ，動作性IQを算出，合わせて全体IQが算出される。言語性テストは一般的知識，一般的理解，算数，数の順唱・逆唱，共通点の発見，動作性テストは符合問題，絵画完成，積木問題，絵画配列，組合せ問題からなる。WISCは小児版。
	記銘力検査	数字・文字・言葉・図形などを用いて調べる。三宅式対語記銘力検査（有関係対語と無関係対語の記銘），ベントン式視覚記銘検査（線図形の記銘）など。
	改訂長谷川式簡易知能評価スケール（HDS-R）	認知症患者の知能障害を簡便に評価するテスト。見当識，記銘力，計算，数唱・逆唱，知識が系統的に検査でき，認知症の有無とレベルを評価できる。
	ベンダー−ゲシュタルトテスト（Bender-Gestalt Test）	9種類の図形をそれぞれ印刷した図版を用意し，これを規定の1枚の白紙に定規，コンパスなど補助用具を用いないで模写させるテスト。一定の評価法に基づいて数量的に評価，失点が高いほど異常度が高い。
パーソナリティ検査	ミネソタ多面人格テスト（MMPI）	550問からなる質問紙法。テスト結果を①心気傾向，②抑うつ傾向，③解離性転換傾向，④問題行動・犯罪傾向，⑤男性性・女性性，⑥猜疑心・妄想傾向，⑦恐怖・強迫傾向，⑧思考・行動の分裂傾向，⑨躁病傾向，⑩社会的内向性の尺度で判定。
	矢田部−ギルフォード性格検査（Y-G検査）	120問からなる質問紙法。①社会的内向，②思考的内向，③抑うつ性，④感情の循環性，⑤のんきさ，⑥一般的活動性，⑦支配性，⑧男性性，⑨劣等感，⑩神経質，⑪客観性の欠如，⑫空想の悪さ，⑬協調性の欠如の因子別に得点化，パーソナリティ特性を評価する。
	コーネル・メディカル・インデックス（CMI）	ニューヨーク・コーネル大学で作成された質問紙法。質問項目は身体症状144，精神症状51（日本語版は身体症状に男子用16項目，女子用18項目を追加）。これらの項目は身体的訴え，精神的訴えに整理され，精神障害，神経症傾向の有無が判定される。
	ロールシャッハテスト	投影法パーソナリティ検査。インクのしみでできた図形を被験者に見せて，その応答を分析。知的面，パーソナリティ面，そのときの精神状態，診断について検査・検討する。
	文章完成テスト（SCT）	投影法。文章の出だしだけが記されていて，後の文章を完成してもらう。検査の結果は，家族性，対人関係，自己概念などの領域に分けて整理する。
	絵画統覚テスト（TAT）	投影法。どのようにでも解釈できる情緒的場面を描いた絵画を示し，被験者に物語をつくってもらう。その結果を分析して性格傾向，精神状態，不安の防衛機制などを判定する。小児用には，成人用の人物を動物に置き換えたCATもある。
その他	精神作業能力検査	内田-クレペリン精神作業検査が代表的。1桁の数字が横に並んだ用紙を用い，連続加算を行わせ，作業量，誤答率，曲線の動揺などから作業能力やパーソナリティの一部を知る。
	神経心理学的検査	失語・失行・失認などに関する検査。

6 統合失調症

☐ **統合失調症**は世界で100人に約1人が罹患している。一般人口中における出現の頻度（発病危険率）は0.65〜0.8％である。(7-2，8-1，12-5，14-4)

☐ 統合失調症には，**意識障害**はみられない。(12-5)

☐ **統合失調症**の初発が急性発症の場合は，発病時期がわからないような慢性発症の例より，その回復は早いことが多い。また急激に発症したものほど，一般に予後がよい。一方で，発病の年齢が若いほど，予後がよいとは一般的に考えられていない。(5-8，

┌─────────────────────────────┐
✏ **シュナイダーの一級症状**

・考想化声
・話しかけと応答のかたちの幻聴
・自己の行為を批評する幻聴
・身体被影響体験
・思考奪取，思考への干渉
・考想伝播
・妄想知覚
・感情，欲動，意思のさせられ体験や被影響体験
└─────────────────────────────┘

┌─────────────────────────────┐
✏ **ブロイラーの基本症状（4A）**

1. 概念連合障害
2. 感情障害
3. 両価性
4. 自閉
└─────────────────────────────┘

8-4，15-3)

☐ 統合失調症の**社会生活機能の障害**は，認知機能障害と関連が深い。(8-4)

☐ 統合失調症は，もともと**早発性痴呆**と呼ばれたが，最終的に認知症に陥るわけではない。(3-2，5-10)
　✏ 早発性痴呆はクレペリン，E. が提唱した。

☐ 統合失調症患者の多くは，15 歳から 35 歳の間に発症するが，発病年齢のピークには男女間で差がある。**妄想型**は，30 歳以降に発病するものが多い。破瓜型（解体型）の発症年齢は妄想型よりも早い傾向がある。(1-8，5-10，7-2，12-5)

☐ 統合失調症にみられる**妄想気分**は，周囲の雰囲気が奇妙に，不気味に変わったと漠然と感じる妄想である。(12-2)
　✏ 妄想はその出現様式から一次妄想と二次妄想に分けられる。一次妄想には「妄想気分」「妄想着想」「妄想知覚」がある。

☐ 統合失調症にみられる妄想として，以下があげられる。**妄想着想**は，根拠がないことを突然思いつき，確信する妄想であり，**妄想知覚**は，見聞きしたことに特別の意味づけをして自分に関係があるように確信する妄想である。(17-5)

☐ 統合失調症にみられる**血統妄想**は，「高貴な家の血筋である」などと確信する誇大妄想に含まれる妄想である。(8-4，12-2)
　✏ 被害妄想と関係妄想は，統合失調症の診断において特異性の高い症状とはいえない。

☐ 統合失調症が強く疑われる症状である**考想（思考）化声**は，自分の考えが声になって聞こえてくるという病的体験で，**シュナイダーの一級症状**の一つである。(13-7，15-5，20-2)

☐ 統合失調症にみられる**連合弛緩**は，思考形式の障害である。(11-3)

☐ **感情平板化（感情鈍麻）**とは，統合失調症の症状の一つであり，喜怒哀楽の深みに欠け，身の回りにも注意を払わなくなるといった状態をいう。自閉したり，周囲との接触が乏しくなる状態ではない。(2-9，4-10)

☐ 統合失調症の**思考奪取**は，自我意識の障害と考えられている。**作為（させられ）体験**

は，統合失調症にみられる主症状で，自分以外のものによって操られている，他人から行動や思考が支配されているという体験をするもので，自我意識の能動性の障害である。統合失調症の思考吹入は，幻覚の一種ではない。(2-9，4-3，4-9，4-10，6-2，12-3)

☐ **統合失調症**の「壁に掛けた着物が人間に見える」との訴えは**錯視**であり，「頭の中に他人の考えが吹き込まれる」との訴えは**思考吹入**である。(20-4)

☐ 統合失調症の発症には**前駆症状**がある。幻覚と妄想が存在していても，統合失調症と診断できない場合がある。(1-8，12-5)

☐ 家族の**感情表出**（EE）が高いほど，統合失調症の再発率が高い。(5-8)

7 ┃ 気分（感情）障害

☐ **うつ病**においては，感情面では**抑うつ気分**，思考面では**思考抑制**あるいは**思考制止**，欲動面では**精神運動制止**が基本的な症状であるが，これに加えて，不眠，頭重感，食欲低下などの身体症状を伴うことが多い。うつ病の思考障害では，思考途絶は現れない。うつ病の症状の一つに思考制止がある。初老期のうつ病性障害では，関係妄想はしばしばみられるが，自我障害は出現しない。(1-9，2-1，4-3，5-5，11-5)

☐ 気分（感情）障害で起こる**睡眠異常**は，躁病相，うつ病相のどちらでもみられる。(11-5)

☐ うつ病では，**身体症状**の愁訴がみられることが多い。また，**過眠（過剰睡眠）**や**食欲亢進（過食傾向）**などの症状がみられる。(2-3，8-1，23-4)

☐ **自殺念慮・罪業妄想・思考制止**はうつ病でみられる症状であり，**観念奔逸**は躁病にみられる症状である。(20-2)

☐ **うつ病**患者の訴えとして，自分は過去に重大な罪を犯したので，罰を受けているなどの**罪業妄想**がある。また，**罪業妄想**がみられるのは，うつ病だけではない。(4-5，21-5)

☐ **うつ病**にみられる症状として「人前では手が震えて字が書けなくなる」という訴えは**精神運動制止**である。(20-4)

☐ うつ病の治療として，**抗うつ薬**による薬物療法がある。うつ病患者には，休養の必要性を説明する。患者を激励することは，患者の自責感を強めるだけなので避けるのが一般的である。(1-4，7-3，15-9)

☐ **うつ病の治療**では，抗うつ薬の効果が発現するまでには時間がかかるため，**抗うつ薬**はうつ状態が改善した後，安定期間をつくり，地固めを十分に行ってから漸減すべきである。(7-3)

☐ 初老期のうつ病性障害では，認知症様の症状を示すことがある。また，不安，焦燥の出現頻度が高い。自我障害はみられない。(5-5，6-7)

☐ 躁病の基本的症状として，感情面では**爽快気分**，思考面では**観念奔逸**，欲動面では**行為心迫**が代表的である。(1-9，11-5)

☐ 躁病の治療には，SSRI（選択的セロトニン再取り込み阻害薬）を用いない。(6-7)
　🖉 躁病では抗躁薬が第一選択薬となる。

☐ うつ病性障害の幻覚妄想を伴うものには抗精神病薬を用いる。(10-5)

☐ **電気けいれん療法**は，うつ病性障害の自殺の危険性が高く，早急な治療効果が求められる急性期に行う。(10-5)

☐ **仮面うつ病**は，身体症状が病像の前景にあるうつ病をいう。一見して認知症に間違えられるうつ病は，**仮面うつ病**ではない。(4-3，6-7)

☐ うつ病の有病率は，男性よりも女性のほうが高い。うつ病から**双極性感情障害**（躁うつ病）に移行することがある。(2-3，5-5，6-7)

☐ **双極性感情障害**の多くは 20 代に発病する。成因は内因に分類される。(5-5，11-2)

☐ **双極性感情障害**では，多くの場合躁病相よりうつ病相のほうが長い。(14-5)

☐ **双極性感情障害**では，**貧困妄想や罪業妄想**，**誇大妄想**などの妄想が出現することがある。(12-6，17-2)

☐ **双極性感情障害**の躁病相では，易刺激性が出現することがある。睡眠欲求の減少がみられる。(12-6)

☐ **双極性感情障害**のうつ病相では精神運動制止が出現する。(12-6)

☐ **混合状態**とは，双極性感情障害における躁とうつ両相の移行期に，躁・うつ両状態の症状が混合して現れる時期の状態である。(3-1，4-5，6-7)

☐ **うつ病性障害**では，精神療法で習慣的な自己否定的認知を是正することを目指す。寛解期に入っても，維持療法として急性期と同じ量の抗うつ薬を継続投与し，3〜6 カ月は経過を観察することが推奨されている。(10-5)

8 | 器質性精神障害

☐ **認知症**は，記憶障害，見当識障害，失語・失行・失認などの**大脳巣症状**，理解力・判断力の障害が中核症状で，多くは進行性に経過する。随伴する症状として，徘徊，拒絶，拒食，暴力行為などの**行動異常**や**せん妄**などの複雑な意識障害がある。認知症

✏️ 認知症

	アルツハイマー型認知症	脳血管性認知症	レビー小体型認知症	ピック病
発症年齢	70 歳以降	60〜70 歳代	60〜70 歳以降	40〜50 歳代
男女比	女性により多い	男性により多い	男性が女性の 2 倍	性差はない
初発症状	物忘れ	頭重，物忘れ	幻視，錯視，誤認，二次的妄想	人格障害・情緒障害
発病	緩徐	急性複数，緩徐	緩徐	緩徐
経過	進行性	動揺性，段階的	進行性	進行性（2〜15 年，平均 6 年）
身体症状	なし	高血圧，心疾患	運動機能障害，自律神経障害，パーキンソン症状，一過性の意識障害	なし（人格障害が著しい）
認知症状	全般	まだら	波がある	同じ時間に同じ行動を繰り返す（行動の障害）

は，皮質下の病変でも起こる。(6-5，9-1，12-3)

☐ **認知症**は知的能力の広範な障害が特徴であり，発達の障害に基づく知的障害は，認知症には含まれない。(9-1)

☐ **認知症の原因**としては，アルツハイマー病と脳血管障害が多いが，パーキンソン病，プリオン病（クロイツフェルト-ヤコブ病）なども認知症の原因疾患となる。(9-1)

☐ **アルツハイマー型認知症**は頻度の高い認知症で，大脳の全般性萎縮をきたすのが特徴的である。(3-2)

☐ **アルツハイマー型認知症**の有病率は，女性のほうが男性より高く，比較的早期から視空間認知の障害（視空間失認）が認められる。治療技法の一つに回想法がある。(6-4，7-9，7-10)

☐ **アルツハイマー型認知症**は，わが国でもっとも多い認知症で，脳にアミロイドの沈着を認める。(14-2)

☐ アルツハイマー型認知症への移行段階として，**軽度認知障害**（mild cognitive impairment；**MCI**）が注目されている。(6-4，8-2)

☐ アルツハイマー型認知症は，治療薬として認可された**ドネペジル塩酸塩（アセチルコリンエステラーゼ阻害薬）**の投与により，その進行を遅らせることができる。ドネペジル塩酸塩は心疾患にはとくに注意が必要である。(6-8，8-2，12-10，23-6)

☐ **家族性アルツハイマー病**では，いくつかの遺伝子異常が明らかになっている。若年性アルツハイマー型認知症では，急速に荒廃する経過をとり，顕著な高次皮質機能の障害を伴う。(5-1，10-4)

☐ **脳血管性認知症**では，**情動失禁（感情失禁）**と呼ばれる，小さな刺激で泣いたり笑ったり，怒ったりする感情の調節障害もみられることがある。早期からパーソナリティの障害は認められない。特徴の一つとして，**まだら認知症**がある。症状はしばしば段階的に進行する。(2-1, 6-4, 7-1, 7-9, 8-2, 10-2, 11-3, 12-3)

☐ **脳血管性認知症**では，随伴症状として**抑うつ気分**，**せん妄**などがあり，パーソナリティは比較的保たれる。(10-4)

☐ **脳血管性認知症の危険因子**として，高血圧症，動脈硬化症，脂質異常症，心疾患，糖尿病，過度の飲酒や喫煙などがあげられ，それらの予防・早期治療により認知症を予防することが可能である。また梗塞の予防には，**抗凝固療法や抗血小板療法**が用いられる。**多発梗塞性認知症**は，脳血管性認知症に分類される。(1-6, 2-4, 9-9)

☐ 初期から脱抑制と性格変化を伴う認知症では，**ピック病**をまず疑う。**ピック病**は，記憶障害よりも性格変化や行動異常によって発病することが多い。(2-4, 8-1)

☐ **ピック病**では，**行動的徴候**が明白な記憶障害に先行する。**ピック病**は，CT 等の画像所見で限局性の脳萎縮を示す。(7-9, 10-4)

☐ **レビー小体型認知症**では，早期から幻視が出現する。認知機能の変動，幻視，パーキンソン症状が特徴であり，ハンチントン病（舞踏病）様の運動障害などはみられない。脳画像所見では，症状のわりに萎縮が強くない。(6-4, 7-9, 8-2, 10-4)

☐ **レビー小体型認知症**は 1 日のなかでも症状が顕著に変動することが特徴となる。(20-5)

☐ 認知症のスクリーニングに有用な心理検査は，**ミニメンタルステート検査（MMSE）**である。質問式検査のほか，文章を読む・書く・図形を模写するなどの項目がある。(20-7)

☐ **正常圧水頭症**は，治療可能な認知症に属する。(2-4, 5-7)

☐ **クロイツフェルト-ヤコブ病型認知症**は，遅発性ウイルスによって起こるものと考えられていたが，最近では**プリオン**が原因であるといわれている。昔は初老期認知症の一つとして考えられていたが，現在では**プリオン病**の代表的疾患として位置づけられている。診断には，脳波検査は欠かせない。(1-6, 3-3, 4-2, 7-5, 12-8, 14-2)

☐ **ハンチントン病型認知症**は，遺伝子異常により起こる遺伝性疾患である。遺伝子検索によって診断が確定される。主病変は，**線条体**（尾状核，被殻）にある。主症状は神経症状で，認知障害や性格変化などの精神症状を呈することがある。(4-2, 5-9, 6-5, 7-5)

☐ **コルサコフ症候群**は健忘症候群の一型であり，**記憶障害**が中心症状である。意識混濁がなくてもコルサコフ症候群であり得る。コルサコフ症候群が振戦せん妄に引き続いて起こることがある。(4-1, 5-7, 12-4)

❏ **パーキンソン病**は手指の振戦，筋固縮，無動，姿勢反射などの**錐体外路症状**がある。原則として認知症を伴わないが，経過中に認知症を呈する場合がある。(19-4)

❏ **感覚性失語**は，脳血管障害などの器質性障害による神経症状である。(12-9)

9 | 神経症性障害

❏ **神経症の病理**は，人間の正常な心理の延長線上のものとして考えることができる。(8-1)

❏ **多重人格（解離性同一性障害）**は，別々の人格が時間的に別々に現れるもので，ICD-10 の「解離性（転換性）障害」に分類される。(1-2，4-10，5-2)

❏ **パニック障害**は，神経症性障害の一つに分類され，**パニック発作**が中核症状である。症状の一つに過呼吸（過換気）発作がある。(1-2，2-1，6-2)

❏ **広場恐怖**と**閉所恐怖**はともに**パニック障害**の症状を呈する場合がある。(3-1，21-2)

❏ **パニック障害**では，動機や息苦しさ，胸痛などが現れこのまま死ぬのではないかという強い恐怖感が生じ，救急車を呼ぶなどパニック状態に陥り，病院で検査等を受け異常なしと言われるが，また同じような激しい症状に見舞われるのではないかという強い不安感（予期不安）や電車に乗ったり車を運転することに強い恐怖（空間恐怖）を感じるようになる。(9-2，12-7)

❏ **パニック障害**の治療では，**選択的セロトニン再取り込み阻害薬（SSRI）**などの抗うつ薬や，**高力価ベンゾジアゼピン系抗不安薬**の服用といった**薬物療法**に加え，強迫症状が一つの心理的防衛機制になっている場合があり，心理的補償が必要な場合があるので**行動療法**や**認知行動療法**を併用する。(9-9)

❏ **不安障害**では，パニック発作を呈しないこともある。(7-4)

❏ **強迫性障害**の本質的な病像は，反復する**強迫思考（行為）**である。無意味なこととわかっていても，繰り返さないと不安を生じる。症状として，物や動作などを数えずにはいられない計算癖がある。強迫性障害の治療技法の一つに**森田療法**がある。(2-1，7-4，7-10，12-7)

❏ **心的外傷後ストレス障害（PTSD）**の症状としては，**フラッシュバック**や回避・麻痺や過覚醒，**アンヘドニア（快感消失）**などがある。(12-7，22-3)

❏ **PTSD**は，子どもにも起こり，覚醒度の亢進が起こる。前頭葉の外傷と無関係であり，外傷と関係した妄想は現れない。薬物療法は有効である。(6-10，7-4)

☐ 解離性（転換性）障害では，ストレスとの関連を認めることが多い。主要な病像は通常，最近の重要な出来事の記憶喪失であり，器質的な精神障害に起因せず，通常の物忘れや疲労では説明できないほどに強い。ICD-10では下位分類として，**解離性健忘，解離性遁走，トランスおよび憑依障害，解離性運動障害，解離性痙攣，解離性知覚麻痺，ガンザー症候群，多重人格障害**などがある。(7-4，9-2，11-2，12-7，14-6，22-2)

☐ **解離性健忘**の主要な病像は通常，最近の重要な出来事の記憶喪失であり，器質的な精神障害に起因せず，通常の物忘れや疲労では説明できないほどに強い。(9-2，10-2)

☐ **心気障害**の経過は，慢性的で動揺性である。1つ以上あるいはそれ以上の重篤で進行性の身体疾患に罹患しているという頑固なとらわれが特徴である。(11-4，12-7，21-3)

☐ **身体表現性障害**では，器質的ないし機能的な身体症状が認められる。自律神経発作は，心身症の一種ではない。(5-9，8-1)

☐ **社会恐怖**は，かつて日本では対人恐怖症といわれていた恐怖症と類似している。吃音恐怖，赤面恐怖，自己臭恐怖，ガス・失禁恐怖，視線・正視恐怖，会食・嘔吐恐怖，電話恐怖，公衆トイレ恐怖，発汗恐怖，硬直恐怖などがある。他の人々がその状況を危険とも脅威的とも思わないと知ってもその不安は軽減しない。つまり現実検討能力は損なわれていないので，被害妄想が生じることはない。(9-2)

☐ **適応障害**は，生活の変化や環境ストレスに対応しきれないなどの心理的社会的ストレスに対する不適応な反応である。症状は多彩であり，抑うつ気分，不安，心配，現状の中で対処し，計画あるいは継続できないという感じ，および日課の遂行がある程度障害されることが含まれるが，作為（させられ）体験を呈することはない。(9-2)

10 ┃ アディクション問題

☐ **アルコール依存症**の治療では，節酒ではなく断酒が不可欠である。アルコールは身体依存を起こす。また，世代伝播として考えられ家族性に起こることがある。アルコール依存症では**嫉妬妄想**を呈することがある。(5-1，9-3，12-4)

☐ **アルコール依存症**に対して集団精神療法を行う**セルフヘルプグループ**がある。リハビリテーションプログラムとして，回想法は用いられない。(6-1，7-10，8-3)

☐ **病的酩酊**とは，飲酒中にもうろう状態となり，衝動性興奮を示すもので，しばしば少量の飲酒でも生じる。**病的酩酊**では意識障害を認める。(8-3，12-4，13-6)

☐ **アルコールの離脱症状**としては幻聴よりも幻視が多い。また，神経症状には**振戦**がみられる。(12-4，20-3)

☐ **アルコール離脱症候群**は，意識障害，小動物幻視などの幻覚，そして振戦が特徴であ

る。7～10日間で全過程が終了するのが通常である。症状でもっとも重症な振戦せん妄は，断酒後2，3日後に現れ，全身に強い振戦とせん妄を起こす状態である。治療には**ベンゾジアゼピン系薬物**が有効である。（1-1，2-9，3-4，5-7，7-7，8-3，9-3，12-4）

☐ **アルコール幻覚症**では，幻視があり，意識混濁は欠如するか軽度であり，見当識と記憶は保持されている。（8-3）

☐ **覚醒剤**などの，いわゆる精神作用物質（精神刺激物質）の乱用は大きな社会問題となっている。これらの使用により依存症が起こりやすく，急に中断すると**離脱症状**が起こったり，長年やめていても少量再使用しただけで**フラッシュバック**が起こったりするので，注意しなければならない。覚醒剤の長期連用では，統合失調症様症状を示す場合がある。コカイン，大麻は身体依存を起こしにくいものの，精神依存をきたす。（1-1，3-4，4-4，7-7，9-3）

☐ **ウェルニッケ脳症**は，アルコールのみの摂取によるビタミンB_1欠乏によって起こる。（3-4，12-10，13-6）

☐ **神経性無食欲症（拒食症）**の成因は心因に分類され，精神症状の一つには肥満への恐怖がある。1人の患者に，**神経性無食欲症**と**神経性過食（大食）症**（過食症）のどちらもが出現することがある。むちゃ食いエピソードは起こりやすい。過度の栄養障害や身体合併症などで死亡する例もあるので，内科的諸検査が行われる。**神経性無食欲症**にみられる所見として，無月経・過活動・徐脈・体温の低下・産毛の密生が目立ち，低コレステロール血症が生じることもある。（1-2，3-1，4-9，9-9，11-2，11-6，14-7，22-4）

☐ **摂食障害**の診断には，ボディイメージ（身体像）のゆがみは必須ではない。**摂食障害**には，**覚醒剤依存**や**アルコール依存**を伴う場合もある。（3-3，5-9）

☐ 妊婦の大量飲酒によって**胎児性アルコール症候群**（FAS児）が起こり得る。（16-5）

11 その他の精神疾患

☐ さまざまな**パーソナリティ障害**に共通する特徴として，平均的な人間の示す行動からかけ離れた行動を示す。（14-8）

☐ **情緒不安定性パーソナリティ障害**では，対人関係などの不安定さ，衝動制御困難，慢性的な空虚感を認める。（7-4，10-9）

☐ **依存性パーソナリティ障害**は自分で決めるべきことを他人任せにする特徴がある。（10-9）

☐ **非社会性パーソナリティ障害**は社会規範や慣習を軽視する特徴がある。**行為障害**と**非社会性パーソナリティ障害**は異なる障害であるが，前者が後者へ発展することがあ

る。（3-1，10-9）

□ **境界性パーソナリティ障害**の特徴に，見捨てられることを避けようとするなりふり構わない努力がある。（23-3）

□ **知的障害**（精神遅滞）は，治療教育の対象となる。精神薄弱という用語は，1999（平成11）年に知的障害に改められた。認知症と知的障害（精神遅滞）は，発症年齢の違いのみで区別されるのではない。（1-6，6-1，11-7）

□ **知的障害**を有する人は，身体的，性的虐待を受ける危険が高いとされている。軽度知的障害では，自分の身の回りや家庭内のことは自立してできることが多い。中度知的障害では，大人になって完全に自立した生活ができる人はまれである。（11-7）

□ **フェニルケトン尿症**は，常染色体劣性遺伝疾患であり，知的障害を生じ痙攣発作を伴うことがある。（3-4，12-8）

□ **ダウン症候群**は，21番常染色体の異常（21トリソミー）によるもので知的障害を生じる。（1-2，5-7，7-6，12-8）

□ **結節性硬化症**は，神経皮膚症候群の代表的な疾患で，てんかん発作，知的障害が生じる。（12-8）

□ **クレチン病**は，先天性甲状腺機能低下症で，小人症と知的障害が生じる。（12-8）

□ **小児自閉症**は，広汎性発達障害に分類される。他人との情緒的関係の欠如が特徴である。女児より男児に3〜4倍多く出現する。症状は3歳以前に顕在化する。興味の限局があり，興味関心が人に向かない。成人しても統合失調症に移行しない。（3-9，4-9，8-4，10-8，12-9，22-5）

□ **自閉スペクトラム症**（アスペルガー症候群）は，広汎性発達障害の一つである。限られた物事への興味や関心が特徴である。（3-4，7-6，10-8，14-9）

□ **注意欠如・多動症**は，多動を主徴とする障害である。衝動性が特徴である。（2-1，3-4，10-8）

□ **注意欠如・多動症**は，学童期を過ぎると多動は改善することが多いが，注意持続の短さや衝動のコントロールの問題が残ることもある。そのためけがや事故に遭いやすいことがあり一番の問題となる。薬物療法は，**中枢神経刺激薬**が有効なことも少なくない。（9-8）

□ **チック障害**には薬物療法を用いる。（7-6）

□ **選択性緘黙**は社会的機能の障害とされている。（10-8）

□ **ドゥ・ラ・トゥレット**（de la Tourette）**症候群**は，音声チックを生じる。（10-8）

🖉 多発性のチックがあり，顔面の運動性とのどや鼻を鳴らす音性の両方がみられる。また，不謹慎な言葉を口にするなどの汚言症などもみられる。

☐ **パラノイア**は統合失調症の妄想型と鑑別困難ではあるが，現在では統合失調症とは異なる疾患と考えられている。(4-1)

☐ **てんかん**の診断には，脳波検査は欠かすことができない。てんかんには，特発性と症候性がある。てんかんの小発作は，現在では**欠神発作**と呼ばれ，痙攣発作の軽いもののことではない。(3-2，3-3，7-5，14-10，21-6)

☐ てんかんの**単純部分発作**では通常発作中に意識障害を伴わない。てんかんの**欠神発作**では数秒から数十秒の間，意識を消失する。てんかん患者では，統合失調症様の幻覚妄想状態を合併することがある。(7-5，10-7，14-10)

☐ **レノックス-ガストー症候群**は全般性てんかんに含まれるてんかん発作である。(5-9)

☐ **熱性痙攣**の多くは学童期までには治癒する。高齢発症のてんかんは症候性が多い。(10-7)

☐ **ナルコレプシー**の症状として，情動脱力発作，睡眠麻痺，入眠時幻覚，（抵抗できない回復性の）睡眠発作があり，過度の日中の眠気を生じる。睡眠時の無呼吸はない。(11-8，13-8)

☐ **メチルフェニデート**は，**ナルコレプシー**の治療薬として使われている。(4-7)

☐ **緊張病（カタトニア）**状態でよくみられる症状として，**常同症・拒絶症**がある。(22-6)
　🖉 2013年『DSM-5』から緊張病は一つの疾患として分類された。それまでは統合失調症（緊張型）に含まれていた。

12 │ 精神科薬物療法

☐ **向精神薬**は，精神活動に影響する薬物の総称で，**抗精神病薬，抗うつ薬，抗不安薬，気分安定薬，睡眠薬**などが含まれる。(18-7)

☐ **抗精神病薬**の副作用として，**錐体外路症状**が現れることがある。高齢者では，若年者に比べて，向精神薬の副作用が出やすい。抗精神病薬と抗パーキンソン薬は併用することが多い。(1-3，2-2)

☐ 統合失調症の治療では，**抗精神病薬**が長期に用いられることが多い。しかしながら，抗精神病薬には数々の副作用があり，服薬コンプライアンスを損ねる原因ともなる。とくに若年男性に多いのが，眼球上転や頸後屈といった症状として現れる**急性ジストニア**である。長期にわたり抗精神病薬を服用すると，**遅発性ジスキネジア**が現れることがある。予期しにくい致命的な副作用に，高熱，筋強剛（筋固縮），呼吸・循環機

能の失調，意識障害などが現れる**悪性症候群**がある。また，ほとんどの抗精神病薬は心循環器系への影響をもち，突然死との関係から注目されている。寛解した際にも抗精神病薬の服用を継続する必要がある。(3-6, 4-7, 6-6, 7-7, 8-10, 12-10, 17-7, 22-7)

☐ **遅発性ジスキネジア**は，抗精神病薬の**錐体外路系**の副作用である。錐体外路系の副作用に対しては，**抗パーキンソン薬**を併用する。(2-2, 3-6)

☐ **アカシジア**は静座不能とも呼ばれ，抗精神病薬の使用中に生じる**錐体外路症状**の一型である。(3-6)

☐ **抗精神病薬**は，統合失調症の慢性期の**陰性症状**よりも，急性期の**陽性症状**に治療効果を発揮しやすい。(8-10)

☐ **抗精神病薬の副作用**として，月経異常があげられる。長期服用の結果，肥満が生じることがある。(5-4, 10-10)

☐ **定型抗精神病薬**は，**ドパミン受容体遮断作用**を有する。(18-7)

　✏ 定型抗精神病薬は，幻覚，妄想など陽性症状に効果を示すが，反面，パーキンソン症状など錐体外路症状の副作用を生じやすい。また陰性症状に対する効果が乏しい。このため副作用を生じにくく，陰性症状に対する効果も認められるとされる非定型抗精神病薬が開発された。

☐ **非定型抗精神病薬**は，ドパミン，セロトニン，ヒスタミンなど複数の受容体遮断作用を示す。薬剤選択にあたっては，糖尿病の合併を考慮する。(17-7, 18-7)

☐ **非定型抗精神病薬であるオランザピン**は，投与により糖尿病性ケトアシドーシスを生じ，死に至る場合もあるため，糖尿病あるいは糖尿病の既往があるものには使用禁忌である。(13-10)

☐ **三環系抗うつ薬**では，口渇，尿閉などの抗コリン性副作用や便秘がしばしば認められる。イミプラミンは，**三環系抗うつ薬**である。抗うつ薬の効果が発現するまでには時間がかかる。(3-5, 7-3, 8-10, 10-10, 18-7)

☐ **炭酸リチウム**は，気分安定薬の一つで，**躁状態**の治療に使用される。副作用に腎機能障害，甲状腺機能障害などがある。(6-6, 10-10, 18-7)

☐ **選択的セロトニン再取り込み阻害薬（SSRI）**は，抗うつ薬であるが，副作用として，性機能障害や眠気・嘔気を生ずることがある。また，神経性**過食（大食）**症の治療に有効なものがある。(3-5, 5-4, 6-7, 8-5, 10-10, 21-7)

☐ **パニック障害**の治療では，**選択的セロトニン再取り込み阻害薬（SSRI）**などの抗うつ薬や，抗不安薬の服用といった薬物療法と認知療法，行動療法を組み合わせることが中心となる。(9-9)

☐選択的セロトニン再取り込み阻害薬（SSRI）を処方するときに，うつ病患者に対する説明として，「イライラ感の出現に注意してください」と伝える。(22-8)

☐セロトニン・ドパミン拮抗薬（SDA）は，統合失調症の薬である。(5-4)

☐メチルフェニデート塩酸塩は，ナルコレプシーの治療薬として使われている。また，注意欠如多動性障害の治療にも使用する。(4-7，12-10)

☐抗精神病薬のうち躁状態によく用いられるものとして，ハロペリドール，クロルプロマジン，レボメプロマジン，ゾテピン，スルピリドなどがある。(4-7)

☐ジアゼパムを代表とする**ベンゾジアゼピン系薬物**は一般的には抗不安薬に分類される。**ベンゾジアゼピン系睡眠薬**は，従来のバルビツール酸系睡眠薬に比べ，副作用が少なく，依存も生じにくいが，反復使用により身体依存を生じ，離脱症状を起こすようになる。筋弛緩作用があるため，眠気やふらつきに注意が必要である。(1-3，2-10，3-5，14-3，18-7)

☐**カルバマゼピン**は，てんかんだけでなく，双極性感情障害（躁うつ病）にも効果がある。(2-10，4-7，5-4)

☐抗てんかん薬である**フェニトイン**の副作用として，歯肉増殖，顆粒球減少などが知られている。(3-5)

☐**バルプロ酸ナトリウム**の副作用として，高アンモニア血症を生じることがある。(10-10)

☐**ドパミン作動薬**は，パーキンソン病の治療に使用する。(12-10)

13 その他の治療法

☐**森田療法**は，主に神経症性障害（強迫性障害・全般性不安障害など）の治療に用いられる。森田療法の第1期には**絶対臥褥**を行い，安静を確保するとともに症状をあるがままに受け入れる時期を経て，徐々にやるべきことをやるよう勧める。(2-5，3-7，7-10，8-8，13-2，16-10，23-7)

🖊 森田療法（入院療法は第1期～第4期までの治療期間で構成）

第1期 絶対臥褥期	患者を終日個室に隔離した状態にし，布団で横になったまま過ごさせる。食事・洗面・トイレ以外の活動は制限する。「不安や症状は起こるままにしておく」。
第2期 軽作業期	臥褥時間を減らして患者を庭に出し，外界の観察を行わせ徐々に軽作業をさせたりする。自発的に気づいたことに向かわせる。
第3期 重作業期	他の患者との共同作業となり，睡眠時間以外はさまざまな活動をしている生活にする。何にでも取り組み，達成感を得る体験が目的の一つでもある。
第4期 社会生活への準備	日常生活に向けた準備期となる。外出や外泊などから社会復帰の訓練を行う。

❑ 広義の**作業療法**は**環境・社会療法**的要素に含まれる。(15-8)

　🖉 作業療法には，生産的な作業を行う狭義の作業療法と，レクリエーション療法や生活指導などを含めた広義の作業療法がある。狭義の作業療法には，さまざまな作業による非言語的な活動を媒介として治療しようとする精神療法的側面がある。

❑ **統合失調症**の**非薬物的治療法**として，**作業療法**がある。(21-9)

❑ **曝露療法**とは，不安障害やパニック障害における広場恐怖，PTSD などに使われる行動療法の一種であり，安全に配慮したうえで患者と恐怖の対象を直面させる**非薬物的治療法**である。(21-9)

❑ 「転移」を利用する精神療法として，**精神力動的精神療法**がある。(22-9)

❑ **行動療法**は，行動主義の学習理論に基づく治療法であり，反復練習・訓練による再学習が重視される。行動療法の一つに**系統的脱感作療法**がある。(2-5，3-7，8-8)

❑ **強迫性障害**の治療では，薬物療法に加え，強迫症状が一つの心理的防衛機制になっている場合があり，心理的補償が必要な場合があるので行動療法や認知行動療法を併用するのが一般的である。(9-9)

　🖉 薬物療法では抗うつ薬の SSRI と高力価ベンゾジアゼピン系抗不安薬を併用する。

❑ **認知行動療法**とは認知の歪みを修正する心理療法で，ストレス要因や，それがもたらす感情に働きかけて，ストレスを除去したり緩和したりする**対処行動（コーピング）**を訓練する。うつ病，強迫性障害，統合失調症，パーソナリティ障害の治療に用いられている。(5-3，7-10，16-10)

❑ **うつ病の認知療法**では，状況の受け止め方を合理的にすることで気分の変化を図る。(8-8)

❑ **SST（社会生活技能訓練）**は，主として統合失調症を対象に行われている。SST で用いられる技法として**モデリング**がある。SST は，生計を立てる職業的技能を訓練するためのものではない。(2-5，5-3，6-1，8-8，18-8)

❑ **心理教育**では，病気や障害の正しい知識を伝え，諸課題への対処法を習得させる。服薬の遵守が悪かったり**感情表出（EE）**の高い家族への行動修正を目的に行われる。(2-5，17-8)

　🖉 感情表出（EE）とは，家族が患者に対して表す感情の度合いを示すものである。

❑ **面接技術**として，患者と初めて面接を行うときの対応では，情報を得ることよりも患者との**信頼関係構築**を重視する。また，患者本人から面接を行うことが原則であり，困難な場合には家族から聴取する。(20-6)

❑ **集団精神療法**は，断酒会などのアルコール依存症の治療をはじめ，多くの精神疾患で利用されている。(3-7，5-3，6-1)

☐ **表現療法**は，感情を表現することのなかで受容・支持されてカタルシスをもたらす治療である。（3-7）

☐ **自律訓練法**は，神経症や心身症の治療，リラクゼーションなどに利用される自己暗示を応用した治療法である。（5-3，7-10，15-7）

☐ **音楽療法**は，アルツハイマー型認知症患者にも用いられる。回想法は，アルツハイマー型認知症のリハビリテーションに利用されている。（5-3，6-1，7-2）

☐ **電気けいれん療法**では，脳の痙攣を起こさせることが治療効果と関連している。適応症は統合失調症，うつ病，躁病，非定型精神病などである。**修正型電気けいれん療法**においては，全身麻酔を導入し全身の痙攣を認めない。**妊婦**にも行うことができるが，麻酔科医との連携が必要となる。また，治療中の嘔吐予防のため前夜から絶飲食とする。とくに薬物療法の効果が得られない場合や自殺念慮がある場合などに即効的な効果が期待される。副作用として健忘がみられる。（8-10，15-6，16-3，20-8）

☐ **非指示的カウンセリング**では，無条件の肯定的関心や共感的な理解が重視される。（8-8）

☐ **家族療法**は，家族を対象とした心理療法の総称である。家族を一つのシステムとして考える一般システム理論に基づいた家族療法が主流となっている。（16-10）

☐ **支持的精神療法**は，精神療法の基本である。患者に支持的な態度で対応することと患者の訴えを傾聴することが要点である。（16-10）

☐ **自由連想法**は，ある言葉が与えられたときに感じるがままの自由な考えを連想していくもので，**フロイト，S.** によって確立された精神分析療法の基本的操作である。（16-10）

☐ **洞察的精神療法**として**フロイト，S.** が創設した精神療法に精神分析療法がある。（20-8）

14 | 精神医療対策

☐ わが国の精神医療では，**民間精神科病院**が全体の 95.8%（2015〔平成 27〕年現在）を占めているのが特徴である。（4-6）

☐ わが国の**精神科救急**では，基幹病院制よりも輪番制を採る都道府県・指定都市が多いのが現状である。（4-6）

☐ 「精神保健及び精神障害者福祉に関する法律」（精神保健福祉法）によって，**精神保健指定医**の判定を要するものとしては，医療保護入院，措置入院，緊急措置入院，応急入院での入院，措置入院から医療保護入院への入院形態の変更があげられる。医療保護入院から任意入院への入院形態の変更は**精神保健指定医**であることを要さない。医

療保護入院からの退院は，医療保護入院終了の手続きによって行われ，これは**精神保健指定医**の職務には入らない。(7-8)

☐ **精神科病院**に入院中の者を**隔離**する場合，**精神保健指定医**以外の医師が隔離を行う場合には 12 時間までの制限がある。(20-9)

☐ 「精神保健福祉法」による**医療保護入院**を行うために精神保健指定医 1 名の診察による判定と家族等のうちいずれかの者の同意が必要である。(17-9)

☐ **医療保護入院**を行う場合，検討すべき要件は，本人に精神疾患に対する病識がなく，入院治療の必要性を理解できない場合である。(22-10)

☐ 精神科を主たる診療科名として標榜する診療所では，**在宅医療の提供**，**自立支援医療**（精神通院医療）の利用ができる。また，開設者は**精神保健指定医**の資格を必須とはしない。(23-8)

☐ **精神保健指定医**の診察の結果，**応急入院**が妥当と考えられる場合がある（身元がまったくわからない不穏で独語のある患者など）。(23-9)

☐ いわゆる**社会的入院**の解消は，精神保健医療福祉施策の重要な課題である。(2-6)

☐ 総合病院精神科の機能として，**リエゾン精神医学**は重要である。(2-6)

☐ **「心神喪失等の状態で重大な他害行為を行った者の医療及び観察等に関する法律」（医療観察法）**では心神喪失または心神耗弱の状態によって事件を起こし，医療を必要とする者を対象とする。心神喪失または心身耗弱によって重大な他害行為に及んだ者に適切な医療を提供し，**社会復帰の促進**をすることを目的としている。(15-10, 20-10)

☐ **「医療観察法」**による医療および観察の申立ては，検察官が地方裁判所に行う。(15-10)

☐ **「医療観察法」**による入院は，厚生労働大臣が指定した医療機関（指定入院機関）で行われる。入院の決定は，**裁判官と精神保健審判員（精神保健判定医）**の各 1 名からなる合議体による審判で行われる。(15-10)

☐ 保護観察所の**社会復帰調整官**は退院後の生活環境の調整を行う。(15-10)

☐ **自殺者数**は 40 歳代から 60 歳代の男性で全体の 4 割近くを占め，原因と動機は「健康問題」であり，次に「経済・生活問題」そして「家庭問題」の順となる．2012～2017 年までの年間自殺者数は，3 万人を下回っている。(19-1)

15 | 精神医学に関する人名

☐ パリのビセートル病院の病院長であった**ピネル, P.** は，18世紀末に精神障害者を鎖から解放した。(1-5，18-1)

☐ ドイツの**クレペリン, E.** は，内因性精神病を早発性痴呆（現在の統合失調症）と躁うつ病の2大群に分類した。(2-8)

☐ フランスの**ブローカ, P.** は，ブローカ失語といわれる運動性失語を最初に記載した。(2-8)

☐ イギリスの**ジョーンズ, M.** は，治療共同体理論を提唱した。(2-8)

☐ ロシアの**コルサコフ, S.** は，健忘，見当識障害，作話からなる健忘症候群を記載した。(2-8)

☐ アメリカの**リバーマン, R. P.** は，社会生活技能訓練（SST）を編み出した。(2-8)

☐ 東京帝国大学教授であり，巣鴨病院長でもあった**呉秀三**は，1901（明治34）年に精神障害者の「無拘束の理念」を提唱した。(1-5，13-2)

☐ **シュナイダー, K.** は，ドイツの精神医学者であり，統合失調症の症状をリスト化し，シュナイダーの1級症状とした。(16-1)

☐ **野口英世**は，梅毒による進行麻痺は脳内のスピロヘータによることを発見した。(13-2，16-1)

☐ **ブロイラー, E.** は統合失調症（精神分裂病）の概念を確立した。(13-1，18-1)

☐ **バザーリア, F.** は精神科病院の廃止を訴え，法律第180号の制定運動にかかわった。(18-1)
　🖉 トリエステ公立病院長であった**バザーリア, F.** の病院改革に影響を受けたとされるイタリアの精神科医療改革は，1978年に脱施設化への新しい転機を迎えた。

☐ イギリスの**ジョーンズ, M.** は，1950年代に精神科病院のすべての資産を治療手法としてとらえる**治療共同体**という技法を概念化した人物である。(18-1)

☐ **クラーク, D.** は，イギリスのフルボーン病院の院長で，1968年にWHOから日本に派遣され，精神科病院や施設などを視察し，日本政府に地域精神医療を推進するための勧告（クラーク勧告）を行った。(18-1)

☐ **加藤普佐次郎**は，精神科医師であり，日本で最初の作業療法の実践を行った専門家である。(13-2)

❏ **森田正馬**は，精神科医師であり，森田療法として精神療法を創始した。（13-2）

❏ **内村祐之**は，東京帝国大学精神医学講座の教授で，東京府立松沢病院の院長も兼任した。（13-2）

Memo

Memo

精神保健の課題と支援 | Ⅱ

1 ライフサイクルとメンタルヘルス

☐ **精神保健**とは，人々の健康のうち主として精神面の健康を対象とし，精神障害を予防，治療し，また，精神的健康を保持・向上させるための諸活動である。(2-11)

☐ **エリクソン，E. H.** は，**ライフサイクル**（人生の一生）を①乳幼児期，②幼児前期，③幼児後期，④学童期，⑤青年期，⑥成人期前期，⑦成人期後期，⑧老年期の 8 段階に区分して，それぞれ発達課題と社会的危機を設定し（①基本的信頼 対 不信／②自立性 対 恥・疑惑／③積極性 対 罪悪感／④勤勉性 対 劣等感／⑤同一性 対 同一性拡散／⑥親密性 対 孤立／⑦生殖性 対 停滞／⑧統合性 対 絶望），前段階の発達課題は次段階の発達段階の基礎となるとした。(10-13，18-12，19-11)

2 妊娠とメンタルヘルス

☐ 妊娠期間を初期，中期，末期の 3 期に分けると，妊婦がもっとも精神的に不安定となり，精神保健上の問題が生じやすいのは，**妊娠末期**である。(1-13，5-19)

☐ **産褥期うつ病**では，自殺の危険性もあり，早期に回復する一過性の軽いうつ状態である**マタニティブルーズ**（maternity blues）と混同しないように注意が必要である。(1-13，5-19)

☐ **マタニティブルーズ**とは，周産期の精神保健であり，妊娠 22 週から生後 7 日までとされている。しかし，出産後 1 年くらいまでを示す場合もある。症状の多くは出産後 2～3 日して出現する。また，**産後（産褥期）うつ病**とは区別されている。(18-14)

☐ **死産**を体験した**妊婦**では，それによる心的外傷が 6～10 週で徐々に軽減し，再び適応を始めるのが通常であり，長期間持続することは少ない。(5-19)

☐ 母親が**抗精神病薬**を服用している場合は，人工乳を与えるなど十分な注意が必要である。(1-13)

☐ **妊婦が喫煙**を続けることは，たとえ妊婦の精神的ストレスを軽減させたとしても，胎児によい影響を及ぼすことはあり得ない。(1-13)

3 乳幼児期の課題と支援

☐ 乳児期にみられる**社会的参照**は，新奇な対象に出会ったときに母親など関与者の表情を手がかりにして，承認を求めたうえで自分の行動を決める現象である。(13-11)

☐ 乳幼児への母親のかかわりの不十分さや不適切なことは，**自閉症**の原因にはならないが，**自閉症児**の行動や発達に影響を及ぼし得る。(3-14)

❏ **アタッチメント（愛着）**の形成には，母子の相互的な関係が重要である。乳児期のアタッチメントの障害は，精神障害の発症に関連する可能性は否定できないが，後の重篤な精神障害の発症に結び付くとはいえない。スキンシップを十分に行えば，小児自閉症の発生は防げるというわけではない。(3-14, 4-19, 5-19)

❏ 指しゃぶりや爪かみなどの**習癖**の治療には，注意を他の遊びや行動に向けたり，ストレスの軽減を図ることが重要である。(2-13)

❏ **自閉スペクトラム症（ASD）**の傾向をもつ子どもの多くは，1歳6カ月児健診および3歳児健診で，発達上の問題を発見することができる。また，女性よりも男性に多く認められる。(2-13, 23-18)

❏ **高機能自閉症**は，社会的関係の形成の困難さ，言葉の発達の遅れ，興味や関心が狭く特定のものにこだわることを特徴とする行動の障害である自閉症のうち，知的発達の遅れを伴わないものをいう。(11-13)

❏ **言語発達**の遅れた子どもでは，**言語発達**の遅れがない子どもに比べて，その他の発達および行動上の問題が生じやすい。重い**知的障害**を有する幼児では，言葉だけでなく運動の発達が遅れることもまれではない。(2-13, 2-15)

❏ 母親の世話が受けられず，情緒的なかかわりが極度に乏しい環境にいる**乳児**は，身体的ケアが十分でも，発達が遅れることがある。(2-13)

❏ 幼児期に虐待された経験は，青年期や成人期における精神障害の発症に関連する場合がある。**幼児虐待**には，親の心理的要因が関与するが，経済的要因も無視できない問題である。(2-15, 5-19)

❏ 「**児童虐待の防止等に関する法律**」（児童虐待防止法）によると，児童虐待は，①身体的暴行，②わいせつな行為をすること・させること，③保護者としての監護を著しく怠ること，④児童に対する著しい暴言または拒絶的な対応，配偶者に対する暴力，その他の児童に著しい心理的外傷を与える言動，の4つに区分される。児童虐待のおそれがあると認められるときは，保護者に対する出頭要求をすることができる。この法により，虐待する親の親権行使の制限が可能になった。(4-19, 8-16, 12-12, 12-18, 13-18, 23-13)

　　🖊児童虐待防止法の一部改正として令和2年4月1日から親権者等による体罰の禁止が施行。児童のしつけに際して体罰してはならないとされた。

❏ 市町村域での**要保護児童対策地域協議会**の活動内容には，個別ケース会議，代表者会議，住民等への講演会・学習会などがある。(8-16)

❏ **児童相談所**における児童虐待相談対応件数は増加し続けている。虐待相談の被虐待児の年齢別構成割合は，多い順に「小学生」「3歳～学齢前」「0～3歳未満」となっている。(8-16, 10-13, 11-13)

❏ 子どもの患者に**面接**を行う場合には，親がいることで萎縮する場合などもあり，安心

感を与えるため親の同席が不可欠であるとはいえない。（2-15）

4 ｜学童期・思春期・青年期の課題と支援

☐ **不登校児**に対して積極的に登校を促し続けることは，小学校低学年よりも小学校高学年や中学生，高校生において，再登校の効果がより低い。不登校は，学校での指導方法および友人関係の改善によってのみ解決できる問題ではない。（1-15，3-15）

☐ 文部科学省の**学校基本調査**による小学生と中学生の**不登校者数**は，1980 年代に著しく増加したが，1990 年代になっても増え続けた。不登校児童生徒が在籍者に占める割合は，小学校より中学校が高く，中学生の不登校者数は，小学生の約 4 倍である。（2-14，6-12，11-13）

　🖉最近の傾向として，小学校・中学校ともに不登校児童生徒数およびその割合は増加している（平成 26 年：小学校 0.4％，中学校 2.8％→令和元年：小学校 0.8％，中学校 3.9％）。小・中学校における令和元年度の不登校児童生徒数は 181,272 人（前年度 164,528 人）であり，前年度から 16,744 人（10.2％）増加している。在籍児童生徒に占める不登校児童生徒の割合は 1.9％（前年度 1.7％）となっている。

☐ 「児童生徒の問題行動等生徒指導上の諸問題に関する調査」の対象には不登校児の児童数が含まれている。（12-18）

☐ 「**いじめ防止対策推進法**」では，**いじめの定義**を「児童等に対して，当該児童等が在籍する学校に在籍している等当該児童等と一定の人的関係にある他の児童等が行う心理的又は物理的な影響を与える行為（インターネットを通じて行われるものを含む。）であって，当該行為の対象となった児童等が心身の苦痛を感じているもの」としている。また，「学校外で生じた児童同士のトラブルも，いじめに該当することがある」とされており，「背景にいじめが疑われる自殺が生じた場合の調査についての規定」がある。いじめの対応で重要なことは，子どもがいじめに耐えるような精神的逞しさを身に付けるよう支えていくことではない。いじめと家庭内暴力は，相互に関連している可能性がある。いじめをなくすためには，**学校精神保健**の視点からも対処することが重要である。（2-14，3-15，6-20，12-12，20-14）

☐ 文部科学省の調査における**いじめの定義**として，個々の行為が「いじめ」に当たるか否かの判断は，表面的・形式的に行うことなく，いじめられた児童生徒の立場に立って行うものとするとしている。（13-12）

☐ 「**学校教育法**」の規定では，性行不良で他の児童の教育に妨げがあると認められる児童がいた場合に，市町村の教育委員会がその保護者に対して，当該児童の出席停止を命ずることができる。（23-14）

☐ 「**学校保健安全法**」第 9 条では，学校職員は，相互に連携して，健康相談または健康状態の日常的な観察により，児童生徒等の心身の状態を把握し，健康上の問題があると認めるときは，遅滞なく必要な指導を行うとともに，必要に応じその保護者に対して必要な助言を行うものとすると規定している。（13-17）

☐ **ひきこもり**は，単一の疾患や障害，医学的診断名の概念ではなく，状態像である。よって**無動無言症**との関係は乏しい。ひきこもりは「6カ月以上自宅にひきこもって社会参加しない状態が持続しており，統合失調症などの精神病ではないと考えられるもの」（厚生労働省）と定義される。厚生労働省が示した『**10代・20代をめぐる「ひきこもり」をめぐる地域精神保健活動のガイドライン**』は，「ひきこもり」を，精神障害などの生物学的要因も含む，心理的要因，社会的要因などがさまざまに絡み合って，就労や就学など「自宅以外の生活の場」が長期的に失われた状態としている。一方で非精神病性のひきこもりのほとんどは，**自我同一性の拡散**や**アパシー**等であり，精神病圏に含まれるうつ病によるものではない。(4-12, 7-17, 9-14, 10-20, 12-12, 16-17)

🖊 無動無言症（akinetic mutism）は，無動・無言で意思疎通がとれないが，覚醒・睡眠のリズムがあり，開眼しているときは眼球が物を追って動いたり，物を見つめたりする状態をいう。内側前頭葉下面が広く損傷された場合や間脳・脳幹の損傷で生じる。

☐ **「少年法」**における非行のある少年には，犯罪少年，触法少年，虞犯少年の種類があり，犯罪少年は，罪を犯した14歳以上20歳未満の少年のことである。(6-12, 12-12)

🖊 2022（令和4）年から18・19歳も特定少年として全件家庭裁判所に送られる。原則逆送対象事件の拡大，実名報道の解禁となる（2022年4月1日より施行）。

☐ **児童自立支援施設**は「児童福祉法」第44条に定める施設である。(10-15)

🖊 児童自立支援施設は，不良行為をなし，またはなすおそれのある児童および家庭環境その他の環境上の理由により生活指導等を要する児童を入所させ，または保護者のもとから通わせて，個々の児童の状況に応じて必要な指導を行い，その自立を支援し，併せて退所した者について相談その他の援助を行う。

☐ **群発自殺**は，**集団自殺**と**連鎖自殺**があり，いじめを苦にした自殺や後追い自殺など，学童期から青年期の若者が連鎖によって巻き込まれる可能性が高い。(12-12)

☐ **スチューデントアパシー**（学生の無気力症候群）は，**自我同一性の拡散**に関連する。(4-12)

☐ 学童期においては，**反社会的行動**と**非社会的行動**は同じものではない。(5-12)

🖊 反社会的行動とは「暴力，暴走，窃盗，恐喝，いじめ」であり，非社会的行動とは「不登校，ひきこもり，自傷行為，自殺」を意味する。

☐ **注意欠如・多動症（ADHD）**は，不注意，多動，衝動性に加え，診断にあたっては7歳未満の早期発症，6カ月以上持続していること，複数の場面で観察されることが必要となる。小学生低学年児童の5%程度にみられ，圧倒的に男児に多い。(17-13)

☐ **注意欠如・多動症（ADHD）**の症状は，成人期まで持続することがある。ADHDを有する子どもの問題は，家庭では目立たない傾向がある。多動で注意の散りやすい子どもの問題行動への対応法としては，厳しく叱るだけでは教育効果がなく，子どもの自尊心の低下を招く危険性が高い。不注意の症状に，日中の活動で忘れっぽいこと，課題や活動を順序立てることが困難なことなどがある。(1-15, 4-13, 5-12, 23-

☐ **学習障害（LD）**の主な原因は，学習への嫌悪感や不良な学習環境など心理・社会的なものではない。(4-13)

☐ **学童期**における**統合失調症**の発症はまれである。子どもでも，大人と同じ基準で診断されるうつ病が生じることがある。子どものうつ病では，「いらいらした気分」が主症状になることがある。(1-15，2-15，6-17)

☐ **強迫症状**に対する不合理性への認識は，子どもの場合は成人のように認識できないことが多い。(5-12)

☐ **チック症状**は，行動および情緒の障害であり，一般に予後がよく，自然に軽快する。(4-13)

☐ **てんかん**をもつ子どもでは，服薬により長く発作が治まっている場合，水泳や運動は行ってもよい。(1-15)

☐ **神経性無食欲症**などの**摂食障害**は，男性よりも女性に多い。途上国よりも，西欧やアメリカや日本で有病率が高く，思春期以後に多い障害であるが，小学生にもみられる。(1-14，3-17，4-19)

☐ **スクールソーシャルワーカー**の活用が，国の事業として始まっている。全国すべての中学校に**スクールカウンセラー**の配置は義務づけられてはいない。(7-17，11-13)

☐ **スクールソーシャルワーカー**の中核的業務内容は，①問題を抱える児童生徒が置かれた環境への働きかけ，②関係機関等とのネットワークの構築，連携・調整，③学校内におけるチーム体制の構築，支援，④保護者，教職員等に対する支援・相談・情報提供，⑤教職員等への研修活動，等である。(18-15)

☐ 教師の精神保健の問題は，**学校精神保健**の重要課題である。(4-11)

☐ **学校教職員**の**精神疾患**による病気休職者は，平成 19 年度以降，5,000 人前後で推移している。(21-13)

☐ 障害児教育における**インクルージョン**とは，通常学級において，障害児を含むすべての子どもの個々のニーズに合わせた適切な教育を行うことをいう。(6-20)

☐ わが国の学校の**保健指導**において，**養護教諭**による個別的な指導が急速に増大している。養護教諭は，学校精神保健のもっとも中心的な担い手である。(6-20)

☐ 成長過程にある青少年期において，**メディア・リテラシー**の獲得は重要な課題である。(10-13)

☐ **空の巣症候群**は，成人した子どもが家を去る際，それまで子ども中心に生きてきた母親が陥る虚脱状態で，一過性のものからうつ病までさまざまの段階がある。(2-16, 14-12)

☐ **うつ状態**は，いやなまたはつらい出来事の後だけでなく昇進，新築，結婚の後にも生じることがある。(3-16, 3-17)

☐ **仮面うつ病**とは，主に身体症状の主訴が目立ち，抑うつ気分などの精神症状が目立たないうつ病をいう。(14-12)

☐ 心身症患者の特徴を表す概念として，**アレキシサイミア**がある。(23-15)
  🖉 1970 年代にソフネオス，P. E. らによって提唱された性格特性であり，自分の感情を表現したり，自覚したりすることが苦手とする「**失感情症**」とされている。

☐ **燃え尽き症候群**（バーンアウトシンドローム）とは，意欲的に働き続けてきた人が燃え尽きたように動けなくなる状態のことを指す。主な特徴は，情緒的消耗感，脱人格化，個人的達成感の低下である。(3-17, 17-11)

☐ **ストレスチェック**制度は，「**労働安全衛生法**」に基づき，常時 50 人以上の労働者を使用する事業者は実施状況などを年 1 回定期に所轄労働基準監督署長へ報告しなければならない。またこの制度は，50 人以下の場合は努力義務とされている。(18-16)

☐ **ストレスコーピング**とは，個人が有するストレスへの対処方法のことである。(21-11)

☐ **グリーフケア**において悲嘆は正常な反応であることを伝え，悲嘆が長期化したときは，精神保健の専門家の介入を検討する。(21-12)

☐ **急性ストレス反応**とは，激しい精神的・身体的ストレスを原因として，直ちに激しい全般性の不安を中心とした神経症状が出現することをいう。数時間から数日の経過で回復する。(21-11)

☐ 「**配偶者からの暴力の防止及び被害者の保護等に関する法律**」（配偶者暴力防止法，通称 **DV 防止法**）は，配偶者からの暴力に係る通報，相談，保護，自立支援等の体制を整備し，配偶者からの暴力の防止および被害者の保護を図ることを目的とする法律であり，市町村に**配偶者暴力相談支援センター**設置の努力義務が規定されている。(13-16)

☐ **ドメスティック・バイオレンス**（DV）の**配偶者暴力相談支援センター**における相談件数は，2014（平成 26）年度以降，毎年 10 万件を超えている。(22-19)

☐ 「DV 防止法」第 1 条第 3 項で，この法律にいう「配偶者」には，婚姻の届出をして

いないが事実上婚姻関係と同様の事情にあるものを含み，「離婚」には，婚姻の届けをしていないが事実上婚姻関係と同様の事情にあった者が，事実上離婚したと同様の事情に入ることを含むものとする，と規定している。(13-16)

☐ 「**性同一性障害特例法**」(性同一性障害者の性別の取扱いの特例に関する法律) における性別の取り扱い変更の審判を請求できる条件に，20歳以上であることが含まれる。(21-15)

6 老年期の課題と支援

☐ **老人性認知症**の症状としては抽象能力の障害，見当識障害および夜間せん妄が中心症状である。**見当識障害**は，時・場所・人の認知ができなくなることであり，大脳巣症状である失行症とは別の症状である。**夜間せん妄**は，睡眠覚醒リズム障害を伴う。構音障害は，認知症の主要な特徴ではない。(3-13)

☐ 精神の老化は，脳の老化と関係が深い。**アルツハイマー型認知症**では，脳の萎縮がみられる。(2-20)

☐ 認知症の普及啓発として**オレンジリング運動**がある。**認知症サポーター**とは，認知症に関する正しい知識と理解をもち，地域や職域で認知症の人やその家族を支援する人のことをいう。(10-20, 11-17, 16-16)

☐ 「**認知症の医療と生活の質を高める緊急プロジェクト報告書**」では，医学的に診断された認知症の有病率調査を行う必要があるとされた。また，若年性認知症就労支援ネットワークの構築が示された。(11-17)

☐ 高齢者の自殺者は，配偶者を失うなどして，人間関係が少なくなり孤独であることが多い。配偶者に先立たれた高齢者には，**グリーフワーク**への援助が求められている。高齢者の自殺企図者には「死にたい」気持ちと「助かりたい」気持ちが交錯しており，自殺の直接動機がはっきりしないことも多く，手段は縊死や溺死が多い。若者の自殺と同様に，高齢者の自殺には心理的な伝染性がある。(1-16, 12-60)

☐ 認知症の医療と生活の質を高める取り組みは，高齢者および認知症の介護者等の**自殺予防**につながる。(11-17)

☐ **地域包括支援センター**は，かかりつけ医，介護サービス事業所，専門医療機関などと幅広く連携し，アルツハイマー病など認知症の人や家族の相談・支援を行う。(11-15, 12-14)

☐ **認知症疾患医療センター**は，都道府県・指定都市が設置するもので，認知症疾患における鑑別診断，地域における医療機関等の紹介，医療相談などを行う専門医療機関である。患者や家族からの**専門医療相談**や診断に基づく初期対応・医療機関等の紹介・身体合併症・周辺症状の急性期対応・地域包括支援センターや介護サービス提供者との連携を行う。(16-16, 20-55)

☐ **認知症地域支援推進員**は，市町村において医療機関・介護サービス事業所などをつなぐコーディネーターである。市町村ごとに，地域包括支援センター，市町村，認知症疾患医療センター等に配置され，認知症疾患医療センターを含む医療機関や介護サービスおよび地域の支援機関の間の連携を図るための支援や，認知症の人やその家族を支援する相談業務等を行う。（16-16）

☐ **高齢者うつ対策**には，正しい知識の普及・啓発活動や孤立を防ぐ地域づくりが大切である。うつ予防は介護予防の一環として行われている。病気によって残った障害を最小限にして，充実した生活が送れるよう支援する。（12-14）

☐ **認知症の周辺症状（BPSD）**とは，記憶の障害などの**認知機能障害**，いわゆる「中核症状」に伴って現れる徘徊や妄想・攻撃的行動・不潔行為・異食などのさまざまな行動・心理症状であり，環境とケアを整えることで軽減することができる。（12-13）

☐ **成年後見制度**は，認知症，知的障害，精神障害等の理由で判断能力の不十分な人々を保護し，支援する制度である。（12-13）

☐ **日常生活自立支援事業**とは，認知症高齢者，知的障害者，精神障害者等のうち判断能力が不十分な人が地域において自立した生活が送れるよう，利用者との契約に基づき，福祉サービスの利用援助等を行うものである。（12-13）

7 ｜依存症の課題と支援

☐ **依存症**対策の支援として精神保健福祉士は，本人に治療意欲がなくても，過度に突き放すのではなく，**治療意欲**を高めるようにかかわり，治療に向き合えるように働きかける。（20-16）

☐ **アルコール**は嗜好品であるが，広い意味では**依存性薬物**の一つといえる。アルコールは，睡眠薬・抗不安薬や麻薬と同様に，中枢神経に対して**抑制作用**がある。アルコールを飲むと元気が出るのは，本能や感情をコントロールしている大脳の機能を麻痺させるからである。麻薬や覚醒剤などに比べると依存性は弱い。（1-18, 2-17, 4-16）

☐ 「**アルコール健康障害対策基本法**」において，アルコール健康障害に関連して生じる飲酒運転，暴力，虐待，自殺等の問題をアルコール関連問題としている。**アルコール関連問題**には，交通事故等の社会的問題も含まれる。**アルコール依存症**は自殺と関連が大きい。アルコールの1日の摂取量と死亡率には相関関係がある。（9-20, 23-16）

☐ **アルコール依存症者**の多くは，医療機関で治療を受けていないと推測されている。アルコール依存症者は依存を否認する特徴があり，人格変化もみられることがある。**離脱症状**には，不眠や発汗，いらいら感や気分の落ち込みなどがみられる。（1-18, 5-13, 11-12, 13-15）

☐ ICD-10による**アルコール依存症**の診断は，過去1年間に，①飲酒への強い欲望また

は強迫感，②飲酒開始のコントロールまたは飲酒終了のコントロールまたは飲酒量の
コントロールが困難，③アルコールを中止または減量したときの生理学的離脱状態，
④耐性の証拠，⑤飲酒のために，他の楽しみや趣味を次第に無視するようになり，飲
んでいる時間が多くなり，酔いが醒めるのに時間を要するようになる，⑥明らかに有
害な結果が起きているのに，アルコールを飲む，の6項目のうち，3項目以上が経験
されるか，出現したときだけにアルコール依存症と診断する。(11-12)

☐「**アルコール健康障害対策基本法**」第2条では，「**アルコール健康障害**」を，アルコー
ル依存症その他の多量の飲酒，未成年者の飲酒，妊婦の飲酒等の不適切な飲酒の影響
による心身の健康障害をいう，と定義している。(17-18)

　🖊アルコール健康障害対策基本法に基づき，政府はアルコール健康障害対策の総合的か
　　つ計画的な推進を図るため，2016年5月にアルコール健康障害対策推進基本計画を策
　　定した。

☐**AUDIT**（Alcohol Use Disorders Identification Test，オーディット）とは，WHO
の調査研究により作成された，介入支援が必要な危険な飲酒や有害なアルコール使用
をスクリーニングするためのテストである。対象者は，アルコール依存症までには
至っていないが危険な飲酒や有害なレベルにある人である。(14-14)

☐**アルコール依存症者**が長期の断酒を継続するためには，**自助グループ（セルフヘルプ
グループ）**への参加が有効である。「**アルコホーリクス・アノニマス（AA）**」は，1935
年にアメリカのオハイオ州から始まった。(5-13，9-20)

☐**アルコール依存症**の患者に対する家族の対処としては，本人にとって重要な人が，複
数で本人と話し合うことである。客観的な事実を知らせ，批判的な態度は避ける。
(6-15)

☐本人が酒をやめると言ったときは，**断酒へのモチベーションを高めた良いタイミング**
なので，専門の保健・医療機関や**セルフヘルプグループ**などの**社会資源**を活用する。
(1-18，6-15)

☐**セルフヘルプグループ**における**ヘルパー・セラピー原則**とは，自らが他のメンバーを
援助することによって自分自身に効果が生まれることをいう。(22-12)

☐**アルコール乱用による社会的費用**とは，医療費だけでなく，生産性の低下，事故，社
会福祉プログラムなどの費用を含む。アルコール関連問題対策は専門医療機関での治
療だけでなく，多量飲酒問題の早期発見・早期介入，未成年者の飲酒防止，アルコー
ルと健康についての情報提供などである。(11-12)

☐「**21世紀における国民健康づくり運動（健康日本21）**」では，生活習慣病のリスクを
高める量を飲酒している者の割合の減少を目標に掲げている。(9-20)

☐4月1日〜30日までの1カ月間は**未成年者飲酒防止強調月間**である。(10-20)

☐「**ギャンブル等依存症対策基本法**」では，**ギャンブル等依存症問題啓発週間**を設ける

こととされている。また，同法におけるギャンブル等には，法律の定めるところにより行われる公営競技だけでなく，ぱちんこ屋に係る遊技その他の射幸行為が含まれている。(22-14)

☐ **精神作用物質**の乱用対策及び使用者への援助では，有効な外来治療として，ワークブックとマニュアルを用いた集団認知行動療法プログラムが開発されている。(22-16)

☐ **依存性薬物**の中枢神経への作用は，抑制作用と興奮・刺激作用に二分される。(3-20)

☐ **有機溶剤（シンナー）**には，麻酔作用があり，中枢神経を抑制させる働きがある。精神依存性が高く，精神症状が出やすい。「脳を溶かす」ともいわれるが，精神症を起こすとともに視力障害や末梢神経障害を起こす。(2-17，4-17，5-16，6-16)

☐ **覚醒剤**は精神依存性がきわめて高く，妄想や幻覚などの精神病症状発現性も大きい。薬物の使用をやめても，再使用すると，**フラッシュバック**がみられる。(2-17，3-20，4-17，5-16，6-16)

☐ **大麻**は依存性薬物といわれ，身体依存性は低く，精神依存は高い。わが国では取り締まりの対象になっている。(2-17，3-20，4-17，5-16)

☐ **コカイン**は中枢神経刺激作用をもち，身体依存に比べ精神依存が高く，精神病症状を形成しやすい。わが国では麻薬に指定されている。(4-17，5-16)

☐ **ヘロイン**による薬物依存では，幻覚・妄想はあまり認められない。モルヒネは，精神依存性も身体依存性もきわめて高い。**バルビツレート**は，精神依存性・身体依存性がともに高い。**ベンゾジアゼピン**には，軽度の精神依存性がみられるほか，身体依存性もみられる。(3-20，6-16)

☐ 青少年による薬物乱用の根絶は，**「第四次薬物乱用防止五カ年戦略」**の戦略目標1として掲げられている。(12-15)

☐ 薬物乱用者に対する治療・社会復帰の支援およびその家族への支援の充実強化は，**「第四次薬物乱用防止五カ年戦略」**の戦略目標2として掲げられている。(12-15)

☐ 薬物密売組織の壊滅，末端乱用者に対する取り締まりの徹底および多様化する乱用薬物に関する監視指導等の強化は，**「第四次薬物乱用防止五カ年戦略」**の戦略目標3に掲げられている。(12-15)

☐ 薬物密輸阻止に向けた水際対策の徹底による薬物の国内流入の阻止は，**「第四次薬物乱用防止五カ年戦略」**の戦略目標4に掲げられている。住民健診等の活用による薬物乱用者スクリーニングの推進は含まれていない。(12-15)

☐ **「第四次薬物乱用防止五カ年戦略」**の具体的な5つの目標は，「青少年，家庭及び地域社会に対する啓発強化と規範意識向上による薬物乱用未然防止の推進」「薬物乱用者

✎ アディクション分野のセルフヘルプグループ

● セルフヘルプグループ（自助グループ）

断酒会（社団法人 全日本断酒連盟）	1963 年に始まったアルコール依存症者の断酒会。600 以上の断酒会の集まりで，全国に約 5 万人の会員がいる。全都道府県で例会を開催している。例会には，家族，知人・関係者も参加でき，地域によっては家族だけの例会も行われている。
アメシスト	女性アルコール依存症者の断酒会。当事者とその家族のみの例会。
AA（アルコホーリクス・アノニマス）Alcoholics Anonymous	1935 年にアメリカで誕生したアルコホーリクの集まりで，アルコール依存からの回復を目指す世界的なセルフヘルプ・グループ。1975 年に日本でも始まった。全国に約 380 のグループがあり，12 ステップを使ったミーティングが行われて，メンバーの自主献金で運営している。飲酒に問題があり，その問題を解決したいという人に，男女・年齢問わずいつからでも参加できる。原則としてアルコホーリク本人だけのクローズドだが，家族や関係者が参加できるオープン・ミーティングもある。
NA（ナルコティクス・アノニマス）Narcotics Anonymous	1953 年にアメリカで誕生した薬物依存からの回復を目指す世界的なグループ。AA の 12 ステップを応用したプログラムを使い，互いに助け合い，薬物を使わないで生きるために，定期的に仲間と会うことによって回復に向かっている薬物依存者の集まり。1981 年に日本でも始まり，週に約 170 のミーティングが全国で開かれている。あらゆる薬物から完全に解放されるプログラムであり，薬物の種類，量，方法などに関係なく「使うのをやめたい」という願望があれば誰でも参加できる。女性クローズド，英語ミーティングもある。
GA（ギャンブラーズ・アノニマス）Gamblers Anonymous	1957 年にアメリカで誕生し，1989 年に日本でも始まったギャンブル依存症者の集まり。12 ステップを使ったミーティングが全国で行われ，ギャンブルにとらわれない生き方を目指している。基本的に本人のみのクローズド・ミーティングだが，GA に興味のある人は誰でも参加できるオープン・ミーティングもある。
NABA（日本アノレキシア・ブリミア協会）Nippon Anorexia Bulimia Anonymous	摂食障害を抱える人々のグループ。1987 年に発足。NABA 独自の「過食・拒食症者が回復し成長するための 10 ステップ」を使用してミーティングが行われている。
EA Emotions Anonymous	1971 年にアメリカ・ミネソタで誕生した。AA の 12 ステップを使い，感情・情緒面で新しい生き方をしようとする人々の集い。日本では 1989 年に始まった。会場ごとに毎週または月 1〜2 回のミーティングを開催している。
ACODA Adult Children Of Dysfunctional Families Anonymous	子ども時代をアルコールの問題やその他の機能不全のある家庭で過ごした人々の集まり。12 ステップによるミーティングを行っている。会費も月謝もなく，参加者の献金だけで自立している。ひきこもり，女性，援助者，依存症者のみのダブル・クローズドミーティングもある。毎年，オープン・スピーカーズ・ミーティングやラウンドアップを開催，文集を発行している。
Al-Anon（アラノン）	1951 年にアメリカで誕生したアルコール依存症者の配偶者・親の立場のグループ。1980 年に日本で始まったアルコール（または薬物）の問題がある人の家族と友人の集まり。AA の 12 ステップを回復のプログラムとして，定期的にクローズド・ミーティングを行っている。子どもたちのアラティーンもある。（薬物依存症は Nar-Anon〔ナラノン〕）
Gam-Anon（ギャマノン）	1960 年にアメリカで誕生したギャンブル依存症者の家族の集まり。日本では 1991 年に始まった。全国でミーティングが行われている。

● 中間施設

MAC（マック）	全国各地にあるアルコール依存症のリハビリ施設。AA の 12 ステップに基づく回復プログラムを提供する。通所・入所施設がある。
DARC（ダルク）Drug Addiction Rehabilitation Center	ドラッグ・アディクション・リハビリテーションセンターの略。回復の手助けをし，「薬物を使わない生き方のプログラム」を提供する施設。回復するための場，時間，回復している仲間のモデルを提供し，ナルコティクス・アノニマスの提案する 12 ステップに基づいたプログラムによって，新しい生き方の方向づけをし，各地のセルフヘルプグループにつなげている。年中無休で NA を含む 1 日 3 回のミーティングに参加することがプログラムの基本。スタッフは回復者が中心になっている。
ワンデーポート	ギャンブル依存症者を対象とし，1 日 3 回のミーティングを基本としている。スタッフは全員ギャンブル依存からの回復者である。この問題には借金問題が付随するが心の問題の回復を優先にプログラムを提供し，法律の専門家と連携することによって，人生を再建していくことができる。家族からの相談も受け付けている。家族セミナーには誰でも参加できる。

● スクリーニングテスト

久里浜式アルコール症スクリーニングテスト（KAST）	14 問からなり，最近 6 カ月間の飲酒にまつわる出来事について，当てはまるか否か答えることによって合計点数を出す。重篤問題飲酒群，問題飲酒群，問題飲酒予備軍，正常飲酒群に判定するスクリーニングテスト。
CAGE（ケイジ）	4 項目からなり，2 項目以上当てはまる場合は，アルコール依存症の可能性があるという判定の出るアルコール依存症のスクリーニングテスト。

に対する治療・社会復帰の支援及びその家族への支援の充実強化による再乱用防止の徹底」「薬物密売組織の壊滅，末端乱用者に対する取締りの徹底及び多様化する乱用薬物に関する監視指導等の強化」「水際対策の徹底による薬物の国内流入の阻止」「薬物密輸阻止に向けた国際的な連携・協力の推進」である。(8-15)

✏️ 2018（平成30）年8月に示された「**第五次薬物乱用防止五カ年戦略**」は，危険ドラッグやインターネット上での薬物販売など，多様化を踏まえた内容となっている（5つの目標は「第四次～」と同様）。

☐ 薬物乱用防止教育が学校教育の中で取り組まれている。薬物乱用防止の普及啓発として「**ダメ。ゼッタイ。**」**普及運動**がある。(10-15，10-20)

8 ┃ ターミナルケア

☐ **終末期**とは，現代医療において可能な集学的治療の効果が期待できず，積極的治療がむしろ不適切と考えられる状態で，生命予後が概ね6カ月以内と推定されたときである。(1-17)

☐ **ターミナルケア**の目的は，QOL（quality of life，生命の質）を尊重することに置かれる。(1-17)

☐ **ターミナルケア**では，医療を受ける側の人たちの希望を尊重した治療方針が採られるべきである。(1-17)

☐ **ターミナルケア**は，専門性を生かしたチームアプローチをすべきである。(1-17)

9 ┃ 自殺とメンタルヘルス

☐ 女性と比べた男性の**自殺死亡率**は，2倍を超えている。自殺死亡者のうち，無職者の割合は50％を超えている。(8-11，10-17，12-19，13-13，17-12)

☐ 20歳未満の**自殺者数**は，全自殺者数の10％以下である。30歳代男性では，自殺死亡数は悪性新生物による死亡数よりも多い。自殺の原因・動機は，「健康問題」次いで「経済・生活問題」となっている。自殺の手段は縊死，絞首および窒息によるものが多い。(6-18，9-11，10-17，11-16，12-19，13-13，17-12)

☐ WHOは「自殺は，その多くが防ぐことのできる社会的な問題」と明言している。自殺死亡率は，都道府県で差がみられる。(8-11，11-16)

☐ 「**自殺対策基本法**」には，国の責務とともに，地方公共団体，事業主，国民の責務が規定され，内閣府に自殺総合対策会議を設置することが規定されている。(9-11，13-19)

☐ 「**自殺対策基本法**」の改正〔2016（平成28）年〕では新たに，「心理的負担を受けた

場合の対処方法を身に付けるための児童生徒に対する教育」と「都道府県及び市町村は，自殺対策計画を定めること」が加えられた。(21-16)

☐ 「**自殺総合対策大綱**」では，①事前予防，②自殺発生の危機対応，③事後対応，の段階ごとに効果的な施策を講じる必要がある。同時に，①**全体的予防介入**：リスクの度合いを問わず万人を対象とする対策，②**選択的予防介入**：自殺行動のリスクの高い人々を集団としてとらえ，その集団を対象とする対策，③**個別的予防介入**：過去に自殺未遂をした人など，自殺行動のリスクの高い個人を対象とする対策というように，対象ごとの対策を効果的に組み合わせるという視点も重要である，としている。(15-15，16-11)

☐ 「**自殺総合対策大綱**」は，自殺の事前予防，危機対応に加え，未遂者や遺族への事後対応に取り組むこととあり，そのための自殺が起こった原因や動機を明らかにする方法の一つとして心理学的剖検がある。多くの自殺は，個人の自由な意思や選択の結果ではなく，さまざまな悩みにより心理的に「追い込まれた末の死」と考えられている。(10-11，12-18)

☐ 「**自殺総合対策大綱**」では，未遂者や遺族等への事後対応は，再度の自殺や後追い自殺を防ぐことも期待され重要であるとしている。自殺発生の危機対応とは，現に起こりつつある自殺の危険に介入し，自殺を防ぐことである。世界自殺予防デーに因んで9月10日からの1週間を**自殺予防週間**に設定した。(10-11)

☐ 「**子どもの自殺が起きたときの緊急対応の手引き**（平成22年)」（文部科学省）においては，自殺の事実を文書で保護者に知らせる場合には，あらかじめ遺族に文案を示して了解を得る。(18-13)

☐ 自殺予防のためのボランティア団体の全国組織として「**日本いのちの電話連盟**」がある。(10-20)

☐ **ポストベンション**とは，自殺によって残された遺族への事後対応，心のケアのことである。(11-15，23-17)

10 ｜ 職場のメンタルヘルス

☐ 「労働基準法」の中から安全衛生に関する規定を抜き出し，集大成したものが，「**労働安全衛生法**」であり，勤労者の心身両面の健康保持を重視している。(5-15)

☐ 「**労働安全衛生法**」には，常時50人以上の従業員を抱える事業所では，産業医を選任するよう定められており，その選任に関する規定がある。従業員が1,000人以上の事業場では，専属の産業医（精神科医師である必要はない）を置かなければならない。産業医は，産業カウンセラーの資格を有する必要はない。(3-18，6-18，7-15，11-14)

☐ 「**労働安全衛生法**」において，労働者の健康の保持増進措置（快適な職場環境の形成

のための措置）は，事業者の努力義務である。一定要件に当てはまる労働者（長時間労働者）については，医師による面接指導を行わなければならない。(12-16)

❏ 2014（平成 26）年 6 月に改正された「**労働安全衛生法**」では，事業者に労働者の心理的な負担の程度を把握するための検査（**ストレスチェック**）の実施を義務づけ（労働者数 50 名未満の事業場は当面努力義務），事業者は，検査結果を通知された労働者の希望に応じて医師による面接指導を実施し（申し出た労働者が対象），その結果，医師の意見を聴いたうえで，必要な場合には，適切な就業上の措置を講じなければならないとされた。ストレスチェックの実施者は，①医師，②保健師，③厚生労働大臣が定める検査を行うために必要な知識についての研修を修了した看護師または精神保健福祉士と規定されている。(17-16，18-16)

❏「**労働者の心の健康の保持増進のための指針**」は，「**労働安全衛生法**」の規定に基づくものである。「**セルフケア**」「**ラインによるケア**」「**事業場内産業保健スタッフ等によるケア**」および「**事業場外資源によるケア**」の「**4 つのケア**」が継続的かつ計画的に行われることが重要であるとしている。事業者は，「**心の健康づくり計画**」を策定し，実施するとともに，**ストレスチェック**制度の実施方法等に関する規程を策定し，制度の円滑な実施を図る必要がある。(7-15，11-14，12-16，17-16)

❏「**労働安全衛生法**」に基づく**ストレスチェック**制度として，事業者が個人の検査結果の提供を受ける場合，検査結果を通知した後に個別に**同意**を取得する必要がある。(21-14)

❏ 職場における**ストレスマネジメント**では，本人とともに管理者の役割が重要である。(6-18)

❏「**過労死等防止対策推進法**」が規定する**過労死等の原因**には，**精神障害が含まれる**（同法第 2 条に規定）ことが，**労働者の精神保健**の現状としてあげられる。(20-15)

❏ **職場のメンタルヘルス**に関して，精神科デイ・ケアなどで提供される**リワークプログラム**は，精神疾患（うつ病など）で休職した労働者の**職場復帰**に向けた支援策で，ストレスコーピングを高めたり対人関係のスキルを習得したりするリハビリテーションの一つである。(20-20)

❏ 業務起因性が認められれば，労働者の自殺は**労働災害**として補償の対象となる。(12-16)

❏ **精神障害の労災認定**のための要件は，①認定基準の対象となる精神障害を発病していること，②認定基準の対象となる精神障害の発病前おおむね 6 カ月の間に，業務による強い心理的負荷が認められること，③業務以外の心理的負荷や個体側要因により発病したとは認められないこと，とされている。ただし，いじめやセクシュアルハラスメントのように出来事が繰り返されるものについては，発病の 6 カ月よりも前にそれが始まり発病まで継続していたときは，それが始まった時点からの心理的負荷が評価される。(15-14)

- ❑ **EAP**（employee assistance program：**従業員支援プログラム**）は，企業が外部団体と契約して社員の心の健康を支援するシステムである。(12-16)

- ❑ **トータルヘルスプロモーションプラン（THP）**には，健康測定結果に基づく心理相談が含まれている。(7-15)

- ❑ **出社拒否**事例の大多数では，社内でのストレスが原因であることが多く，被害念慮や被害妄想が原因となっている場合は少ない。(3-17)

- ❑ 健康情報を含む労働者の**個人情報**は，人事労務管理部門との間で，当該労働者の健康を確保するための就業上の措置を実施するために必要な情報が的確に伝達されるように，集約・整理・解釈するなど適切に加工したうえで提供する。(11-14)

11 災害発生時等の心のケア

- ❑ 援助者も，**心的外傷後ストレス障害（PTSD）**を発症する危険性がある。(8-17)

- ❑ 原子力災害発生後の周辺住民への対策は，**情報伝達活動**，**アウトリーチ活動**，相談窓口における**相談活動**に大別される。(8-17)

- ❑ **健康危機管理**には，保健所を拠点として，心のケアも重要な業務に位置づけられている。(8-17)

- ❑ 学校では，災害発生直後から**学級担任**などが家庭訪問等によって個別の教育相談や専門医療機関への紹介等を行う。(8-17)

- ❑ 災害や事故で家族を亡くし，情緒的，身体的，精神的，環境的な危機に置かれた遺族には，メンタル面のケアが必要である。とくに**喪失反応（悲嘆のプロセス）**への支援が必要である。(16-12)

- ❑ **災害派遣精神医療チーム**（disaster psychiatric assistance team；**DPAT**）は，都道府県や政令指定都市に組織される専門的な研修・訓練を受けたチームである。(19-15)

- ❑ **日本司法支援センター（法テラス）**は，無料法律相談や犯罪被害者支援等を行っている。(11-15)

- ❑ 「**犯罪被害者等基本法**」は犯罪被害者等の権益保護を図ることを目的に 2004（平成16）年に制定された。「犯罪被害者等基本法」では，犯罪等により従前の住居に居住することが困難となった場合に，居住の安定を図るため公営住宅への入居における特別配慮が講ぜられる。(11-15，16-14)

- ❑ 犯罪被害者と PTSD との関係は深い。(9-14)

☐ 「犯罪被害者等基本法」において，犯罪被害者等とは，犯罪等により害を被った者およびその家族または遺族とされている。(22-15)

☐ 被災者へのケア活動によって，被災を直接経験していない支援者に生じる外傷性ストレス反応のことを**二次受傷**という。(22-17)

12 精神保健に関する法規

☐ 精神保健とは，歴史的に**精神衛生**を発展させた概念であり，すべての人々の精神的健康を保持・増進させていく活動である。(22-11)

☐ 「**精神保健及び精神障害者福祉に関する法律**」（精神保健福祉法）の**目的**は「精神障害者の医療及び保護を行い，障害者の日常生活及び社会生活を総合的に支援するための法律と相まってその社会復帰の促進及びその自立と社会経済活動への参加の促進のために必要な援助を行い，並びにその発生の予防その他国民の精神的健康の保持及び増進に努めることによって，精神障害者の福祉の増進及び国民の精神保健の向上を図ること」としている。また，「精神保健福祉法」が規定する**精神障害者**とは，統合失調症，精神作用物質による急性中毒またはその依存症，知的障害，精神病質その他の精神疾患を有する者としている。(14-15)

☐ 「**精神保健及び精神障害者福祉に関する法律**」（精神保健福祉法）では，その対象となる**精神障害者の定義**と国民の**精神保健の向上**を図ることが定められている。(21-18)

☐ 「**精神保健福祉法**」第38条の5では，入院患者またはその家族等から知事に退院請求があった場合，**精神医療審査会**が請求についての審査を行うこととされている。(14-13)

☐ 「心神喪失等の状態で重大な他害行為を行った者の医療及び観察等に関する法律」（「**医療観察法**」）における重大な他害行為には，**殺人，放火，強盗，強制性交等，強制わいせつ**（以上，未遂も含む），**傷害**がある。(18-19)

☐ 精神保健福祉制度に関する事項を年号順に並べると，**措置入院**は，1950（昭和25）年5月公布の「精神衛生法」により設けられた。**精神保健指定医**は，1987（昭和62）年の「精神保健法」により新設された。**精神保健福祉士**は，1997（平成9）年12月公布，1998（平成10）年4月施行の「精神保健福祉士法」による国家資格の名称である。**社会復帰調整官**は，2003（平成15）年公布，2005（平成17）年施行の「**医療観察法**」で規定された。(9-15)

☐ 精神保健福祉制度に関する事項を年号順に並べると，**宇都宮病院事件**（1984〔昭和59〕年）→ **精神保健法**」（「精神衛生法」一部改正）（1987〔昭和62〕年）→ 「**精神保健福祉士法**」制定（1997〔平成9〕年）→ 「**医療観察法**」制定（2003〔平成15〕年）→**精神保健医療福祉の改革ビジョン**（2004〔平成16〕年）。(12-17)

☐ WHO によるメンタルヘルスアクションプラン 2013-2020 では，メンタルヘルスなしに健康なしを原則としている。(23-20)

☐ 「地域保健法」は，市町村は市町村保健センターを設置することができると定めている。(20-17)

☐ 精神保健福祉活動を行う民間団体に，日本精神衛生会があり，精神病者の慈善救治会として 1902 年呉秀三により創設された。精神障害者の医療および福祉の促進に向けた活動を行っている。(20-18)

☐ 障害者プランは，1993（平成 5）年 11 月の「障害者基本法」成立と同時に策定された 1996（平成 8）～2002（平成 14）年までに達成すべき数値目標を示した 7 カ年計画である。リハビリテーションとノーマライゼーションの理念を踏まえつつ，施策の重点的な推進を図ることとしている。精神障害者の社会復帰についても具体的な数値目標を示していた。(2-11, 2-18, 3-12)

☐ 「障害者基本法」では，障害者基本計画の策定を国に義務付け，都道府県および市町村に対しては障害者計画の策定を努力義務として規定した。(1-19)
　✎ 2004（平成 16）年に改正された「障害者基本法」では，都道府県および市町村に対し「障害者計画」の策定を義務づけた。

☐ 「発達障害者支援法」は，発達障害を早期に発見し，発達支援を行うことに関する国および地方公共団体の責務を明らかにするとともに，学校教育における発達障害者への支援，発達障害者の就労の支援，発達障害者支援センターの指定等について定めている。(9-18)

☐ 「発達障害者支援法」は，制定前まで障害者福祉の対象外だった自閉症，アスペルガー症候群，その他の広汎性障害，学習障害などをもつ者の援助等について定めた法律である。(9-14)

☐ 発達障害者のうち 18 歳未満のものは，「発達障害児」といい，「発達障害者支援法」の対象である。(11-11)

☐ 「発達障害者支援法」において，市町村が提供する障害福祉サービスにかかわる給付についてはとくに規定がなされていない。(8-18)
　✎ 障害福祉サービスの給付については「障害者総合支援法」により規定され，発達障害者もその範囲に含まれる。

☐ 都道府県は発達障害者支援センターを設置することができる。発達障害者支援センターでは，発達支援および就労支援を行う。発達支援には，教育的援助が含まれている。(8-18)

☐ 発達障害者の支援にあたっては，発達障害者および発達障害児の保護者の意思をできるかぎり尊重しなければならない。(8-18)

☐ 「**発達障害者支援法**」は，市町村は，健康診査を行うにあたり，発達障害の早期発見に十分留意しなければならないと規定している。(9-18, 11-11)

☐ 「**発達障害者支援法**」は，国民の責務として，国民は，個々の発達障害の特性その他発達障害に関する理解を深めるとともに，基本理念にのっとり，発達障害者の自立および社会参加に協力するように努めなければならないと規定している。(9-18)

☐ 「**発達障害者支援法**」は，都道府県知事は，①発達障害に関する専門的な相談，情報提供，助言，②発達障害者に対する専門的な発達支援・就労の支援，③医療等の業務を行う関係機関・民間機関への情報提供および研修，④医療等の業務を行う関係機関・民間団体との連絡調整について，**発達障害者支援センター**に行わせ，または自ら行うことができると規定している。(9-18)

13 │ 精神障害者の社会復帰，地域精神保健

☐ **精神障害者保健福祉手帳**は，3 つの等級に分かれている。精神障害者保健福祉手帳を取得すれば，自動的に障害年金が支給されるわけではない。精神障害者保健福祉手帳制度の普及はいまだ十分とはいえない。(3-12, 4-18, 5-17)

☐ **精神障害者保健福祉手帳**の交付者数は，110 万人を超えている。(8-12, 10-19)
   🖉 精神障害者保健福祉手帳交付台帳登載数は有効期限切れを除く 1,135,450 人（2019〔令和元〕年度保健・衛生行政業務報告）。

☐ **保健所**は，精神科病院に対する指導監査に必要に応じて参画する。精神障害者の実態，精神保健福祉にかかわる諸社会資源等の実態の把握とその情報提供を行う役割がある。(9-17)

☐ **精神保健福祉センター**は，関係諸機関で精神保健福祉業務に従事する職員等に，専門的研修等の教育研修を行い，技術的水準の向上を図る。**精神医療審査会**の開催事務および審査遂行上必要な調査その他当該審査会の審査に関する事務，**精神障害者保健福祉手帳**の申請に対する判定業務を行う。また，精神保健および精神障害者福祉に関する相談および指導のうち，複雑または困難なものを行う。(9-17, 10-14, 21-20, 23-19)

☐ **児童家庭支援センター**は，1997（平成 9）年の「児童福祉法」改正により創設され，子どもや家庭にかかわる課題に対し，地域に密着したよりきめ細やかな相談支援を行う。(19-13)

☐ **ひきこもり地域支援センター**は，都道府県・指定都市に設置され，ひきこもりに特化した専門的な窓口となる。**ひきこもり支援コーディネーター**が配置され，相談や訪問支援を行う。(19-13, 21-17)

☐ **配偶者暴力相談支援センター**は，配偶者からの暴力の防止および被害者の保護を図ることを目的とする。「**DV 防止法**」が根拠法となる。暴力による通報・相談・保護・

自立支援などの体制を整備している。(19-13)

☐ 精神障害者は，**障害者雇用率制度**の対象となっている。(5-17)

✐ 2013（平成25）年度の「障害者雇用促進法」の改正で，精神障害者を雇用した企業は，その人数分を雇用率に加えることになった。法定雇用率は2.0%である。

☐ **障害者雇用納付金**は「障害者雇用促進法」に基づいている。(10-15)

☐ **職場適応援助者（ジョブコーチ）**の主たる役割は，障害当事者に対する職場環境および仕事内容への適応支援，事業主への障害理解と職場環境づくり等の支援，さらに家族に対する相談等である。(5-17)

☐ **地域障害者職業センター**が実施する**リワーク支援**の利用対象となる求職者（精神障害のある方）は，精神障害者保健福祉手帳や医師の診断書等により，躁うつ病，統合失調症その他の精神性疾患を有していることが確認できる者とされている。(16-13)

☐ **地域診断**とは地域に生活する住民の精神保健福祉ニーズを的確に把握することである。(5-20)

☐ **母子保健**について，育児支援などのために，母親学級の母子精神保健的機能の強化が望まれる。母子保健について，専門的知識を多く与えれば，母親の育児不安を早く解消できるというわけではない。(6-17)

☐ **母子保健**は市町村の業務となったが，児童虐待は市町村保健センターのみならず，保健所も関係機関と連携をとっていく必要がある。(5-20)

☐ 過去における**エンゼルプラン**は，社会全体での子育て支援を基本に据えた施策である。子育て支援社会の構築を目指すエンゼルプランには，共働き家庭の子育て支援が盛り込まれていた。(3-18, 5-15)

✐ 2015（平成27）年より始まった「子ども・子育て支援新制度」では，「量」と「質」の両面から子育てを社会全体で支えるもので市町村が中心となって子育て支援へのニーズを把握し事業計画をつくるとしている。

☐ 1986年のWHO会議で示された「**オタワ憲章**」は，**ヘルスプロモーション**こそこれからの公衆衛生活動であると提唱している。(3-18)

☐ 幻聴を減らすための薬物療法は，**国際生活機能分類（ICF）**でいう**心身機能**（精神機能）の改善に焦点をあてたものである。(20-11)

☐ **積極的精神保健**の活動として，在宅高齢者への適切な睡眠を確保するための**睡眠衛生教育**が含まれる。また，精神医療を中断しがちな在宅精神疾患患者への訪問指導やうつ病による休職者のための職場復帰支援は，**支持的精神保健活動**である。(20-12)

☐ がん対策推進基本計画では，**緩和ケア**はがんと診断された段階から必要とされている。(20-13)

☐ **施設コンフリクト**とは，社会福祉施設等の施設新設に際して，**地域住民から反対運動**が起こることをいう。(21-19)

14 │ 精神医療

☐ わが国の**精神病床数**の急増は昭和 30 年代に始まった。(7-19)

☐ **通院患者**の診断別内訳の比率は，入院患者と異なり，「気分（感情）障害」「神経症性障害，ストレス関連障害及び身体表現性障害」が高い。(12-11)

☐ **精神病床**に入院中の患者に占める 65 歳以上の割合は，年々増加している。(7-11，9-13，11-19)

☐ **精神保健指定医**は，勤務する病院で入院患者に適正な処遇がなされるよう，配慮する義務がある。(4-20)

☐ **精神医療審査会**における審査は，退院請求，処遇改善請求のほか，入院届，定期病状報告に対する審査等が行われる。しかし，精神障害者の措置入院に関する決定は行わない。(2-12，4-15)

☐ **障害調整生命年**（disability-adjusted life year：DALY）は，疾病による死亡，障害の影響を表す指標となる。疾病による**損失生存年数**と疾病により障害を余儀なくされた**障害生存年数**を合計して求める。(14-20，19-19，20-19)

☐ **患者調査**の疾病分類には ICD-10 を使用しており，病院，一般診療所，歯科診療所で受療した患者，病院，一般診療所を退院した患者の推計数，退院した患者の在院日数の平均退院可能性などが調査される。なお，ここでいう精神疾患を有する者を入院させるための病床をいう。また，**患者調査**の対象に「ひきこもり」の状態にある患者数は入らない。(11-20，12-18，15-16)

☐ **ケースコントロール研究**（症例対照研究）において，研究仮説を知る者が面接調査を実施することは，偏り（バイアス）がかかり，正確な質問が行えなかったり，回答を誘導する危険性があるので避けることが望ましい。(18-18)

☐ 厚生労働省の「**健康づくりのための睡眠指針 2014**」には，うつ病に伴う不眠症状では，睡眠による**休養感の欠如**がもっとも特徴的であり，睡眠薬代わりの寝酒は睡眠を悪くすると示されている。(23-11)

15 │ 世界の精神保健事情

☐ 欧米諸国では，1960 年代から**精神病床**の減少傾向が続いている。(2-19，5-18)

☐ アジア諸国における人口 1 万人当たりの**精神病床数**は，わが国に比べて著しく少な

い。(5-18)

☐ 精神保健においても，QOL を考慮した**健康指標**の導入が図られている。(2-19)

☐ WHO が定めた精神医学的な分類は **ICD** で，現在第 10 版（**ICD-10**）が利用されている。(5-18)

☐ 1991 年の**イタリア国法第 381 号**に規定された協同組合は，**社会的協同組合**（Social Co-operative）である。(12-20)

☐ 2008 年 10 月，WHO によって低所得国や中間所得国のために精神障害者対策費用負担を軽減し，精神保健サービスをスケールアップするための行動計画として**メンタルヘルス・ギャップアクションプログラム**（mhGAP）が開始された。(14-20)

☐ **mhGAP 介入ガイド**は精神保健専門家のいない保健医療の場で使用することを目的とした。(19-20)

☐ **ヘルシーピープル 2020**（Healthy People 2020）は，アメリカ保健福祉省が実施している，10 年間で到達すべき一連の健康目標のことである。(12-20)

☐ WHO による**メンタルヘルスアクションプラン 2013-2020** では，全体的な目標を，精神的に満たされた状態（mental well-being）を促進し，精神障害を予防し，ケアを提供し，リカバリーを促し，人権を促進し，そして精神障害を有する人々の死亡率，罹患率，障害を低減することである，としている。(17-20, 22-13)

☐ WHO の**メンタルヘルスアクションプラン 2013-2020** では，メンタルヘルスの定義を，「自身の能力を発揮し，日常生活におけるストレスに対処でき，生産的に働くことができ，かつ地域に貢献できるような満たされた状態」としている。(18-11)

16 精神保健学に関する人名

☐ 公衆衛生学の発展に大きな足跡を残した**ウィンスロー，C. E. A.** は，**公衆衛生**（public health）を，「組織された地域社会の努力を通して，疾病を予防し，生命を延長し，身体的そして精神的機能の増進をはかる技術であり科学である」と定義している。(14-11)

☐ 精神保健を精神疾患の予防の見地からみると，**カプラン，G.** の 3 段階の予防の概念を応用することができる。**一次予防**は発生の予防であり，精神疾患にかかる危険率を減少させる過程である。これは主として情報提供と教育によって行う。**二次予防**は有病率の減少を目指すものであり，治療と介入によって行う。**三次予防**は適切なリハビリテーションによって行い，社会復帰の促進を図ることである。(1-11, 5-11, 6-11, 23-12)

☐ 世界的にもっとも早く精神保健福祉活動を始めた重要な人物は，アメリカの**ビアー**

ズ, C. W. である。(1-11)

✎1908 年に手記 "A Mind That Found Itself"（『わが魂にあうまで』）が出版された。

☐ **ボウルビィ, J.** は愛着（**アタッチメント**）理論を提唱し，早期の親子関係をめぐる愛着において乳児期の母性的養育者との親密なかかわりが後年になってさまざまな影響を与えると指摘した。(19-11)

☐ **エリクソン, E. H.** が提唱した心理社会的発達理論では，**ライフサイクル**として人の一生を 8 段階に区分して，それぞれの発達課題と社会的危機を設定した。(19-11)

☐ **ハヴィガースト, R.** は，社会によって期待されている能力や技術があるとし「発達課題」の概念を示した。(19-11)

☐ アメリカの**メニンガー, W.** は，1945 年に結成された **GAP**（The Group for the Advancement of Psychiatry）を率いたという精神保健活動によって有名である。(1-11)

☐ スイスの**ピアジェ, J.** は，知能の発達心理学的研究で知られている。(1-11)

☐ 1963 年に**ケネディ大統領**（ケネディ, J. F.）が「**精神疾患及び精神遅滞に関する大統領特別教書**」を提出し，脱施設化政策を推進した。(12-20)

精神保健福祉相談援助の基盤

1 精神保健福祉士とは

☐ 「精神保健福祉士法」第1条（目的）では，「精神保健福祉士の資格を定めて，その業務の適正を図り，もって精神保健の向上及び精神障害者の福祉の増進に寄与することを目的とする」と規定している。(3-32，11-34，12-36，16-21)

☐ 「精神保健福祉士法」第2条（定義）では，精神保健福祉士とは，「登録を受け，精神保健福祉士の名称を用いて，精神障害者の保健及び福祉に関する専門的知識及び技術をもって，精神科病院その他の医療施設において精神障害の医療を受け，又は精神障害者の社会復帰の促進を図ることを目的とする施設を利用している者の地域相談支援（障害者の日常生活及び社会生活を総合的に支援するための法律に規定する地域相談支援をいう。）の利用に関する相談その他の社会復帰に関する相談に応じ，助言，指導，日常生活への適応のために必要な訓練その他の援助を行うことを業とする者」をいう。(1-41，2-33，2-37，3-32，5-40，7-34，12-36，14-52，15-21)

☐ 「精神保健福祉士法」第38条の2（誠実義務）では，「個人の尊厳を保持し，自立した生活を営むことができるよう，常にその者の立場に立って，誠実にその業務を行わなければならない」と明記している。(20-21)

☐ 「精神保健福祉士法」第39条（信用失墜行為の禁止）では，「精神保健福祉士の信用を傷つけるような行為をしてはならない」としている。この規定に違反したときは，その登録を取り消し，または期間を定めて精神保健福祉士の名称の使用の停止を命ずることができる。(2-33，4-38，7-34，8-35，9-38，11-34，13-36，14-35，20-21)

☐ 「精神保健福祉士法」第40条（秘密保持義務）は，「精神保健福祉士は，正当な理由がなく，その業務に関して知り得た人の秘密を漏らしてはならない。精神保健福祉士でなくなった後においても，同様とする」と定めている。第44条では，精神保健福祉士が秘密保持義務に違反したときは，「1年以下の懲役又は30万円以下の罰金に処する」と定められている。(2-33，4-38，7-34，9-38，11-34，12-36，13-36，14-35)

☐ 「精神保健福祉士法」第41条第2項（連携等）では，精神保健福祉士は，その業務を行うにあたって，精神障害者に主治の医師があるときは，その指導を受けなければならないと規定している。(2-33，3-32，7-34，8-35，9-38，11-34，12-36，13-36，15-21，16-23)

☐ 「精神保健福祉士法」第42条（名称の使用制限）では，「精神保健福祉士でない者は，精神保健福祉士という名称を使用してはならない」と規定している。精神保健福祉士は，国家試験に合格し，**精神保健福祉士登録簿**に登録し，その登録が完了して初めてその名称を使用することができる。精神保健福祉士の資格は**名称独占資格**であるため，精神保健福祉士でない者が名称を使用した場合には30万円以下の罰金に処される。(1-41，8-35，9-38，12-36，14-35)

❏ **成年被後見人**または**被保佐人**は精神保健福祉士になることはできない。また，「禁錮以上の刑に処せられ，その執行を終わり，又は執行を受けることがなくなった日から起算して 2 年を経過しない者」「この法律の規定その他精神障害者の保健又は福祉に関する法律の規定であって政令で定めるものにより，罰金の刑に処せられ，その執行を終わり，又は執行を受けることがなくなった日から起算して 2 年を経過しない者」「登録を取り消され，その取消しの日から起算して 2 年を経過しない者」も精神保健福祉士になることはできない（**精神保健福祉士法第 3 条〔欠格事由〕**）。(11-34)

❏ **精神保健福祉士**は，精神障害者の社会復帰に関する相談に応じ，助言，指導，日常生活への適応のために必要な訓練その他の援助を行う。精神障害者（クライエント）の主体性や**自己決定**を尊重して相談援助をすることが重要である。精神障害者の社会復帰の促進に関する相談に応じることがその主な業務であり，医療機関においては，通院に関する相談にもかかわる。(1-40，8-35)

❏ **精神保健福祉士**は，受診・入院援助においては，精神科の治療の可能性とその限界について説明し，精神障害者の受診することへの抵抗や迷いに対する共感的理解に基づくオリエンテーションがまず求められる。(6-36)

❏ **精神保健福祉士**は，精神障害者の人権を尊重し擁護するとともに，地域社会における精神障害者への偏見や差別をなくすよう活動することが期待されている。地域社会で生活する精神障害者が自ら主体的に医療を利用し，生活の質の向上を図ろうとする視点に立って援助する。(1-41)

❏ **精神保健福祉士**の基本的姿勢として，個人の精神病理や自我の水準のみに焦点を当てて援助するのではなく，逆に社会の偏見や個人の社会経済的側面にのみ焦点を当てるのでもなく，両者の「交互作用」に援助の焦点を当てることが求められる。(6-36)

❏ 入退院は医療行為であるために，たとえ任意入院であっても，主治医が反対した場合，**精神保健福祉士**は退院を決めることはできない。(6-51)

❏ 1948（昭和 23）年に，精神科ソーシャルワーカーの前身である**社会事業婦**の名称で 2 名が，**国立国府台病院**（現・国立国際医療研究センター国府台病院）に初めて配置された。(15-23)

❏ 1973（昭和 48）年に提起された「Y 問題」を契機に議論が重ねられ，**日本精神医学ソーシャル・ワーカー協会**は「『精神障害者の社会的復権と福祉のための専門的・社会的活動』を中心に据えた組織とする」と**提案委員会報告**で示した。(15-23)

❏ 1987 年（昭和 62 年）の「**精神衛生法**」改正時の附帯決議では，精神科ソーシャルワーカー等のマンパワーの充実を図ることとされた。また，2010 年（平成 22 年）の「**精神保健福祉士法**」改正では，精神障害者への地域相談支援の利用に関する相談が精神保健福祉士の役割として明確に位置づけられた。(21-21)

☐ **精神保健福祉士の倫理綱領**（公益社団法人日本精神保健福祉士協会）の前文は，「われわれ精神保健福祉士は，個人としての尊厳を尊び，人と環境の関係を捉える視点を持ち，共生社会の実現をめざし，社会福祉学を基盤とする精神保健福祉士の価値・理論・実践をもって精神保健福祉の向上に努めるとともに，クライエントの社会的復権・権利擁護と福祉のための専門的・社会的活動を行う専門職としての資質の向上に努め，誠実に倫理綱領に基づく責務を担う」と謳っている。(9-37)

☐ **精神保健福祉士の倫理綱領の目的**に，「精神保健福祉士としての価値，倫理原則，倫理基準を遵守する」「他の専門職や全てのソーシャルワーカーと連携する」があげられている。(16-22)

☐ **精神保健福祉士の倫理綱領**には，クライエントの利益を最優先し，自己の利益のためにその「地位利用の禁止」および機関に対して業務の改善などを提言する「機関に対する責務」の規定がある。(4-38)

☐ **精神保健福祉士の倫理綱領**は，クライエントを他機関に紹介するときには，クライエントとの協議を経て，個人情報や記録の提供を行うことができるとしている。(8-36)

☐ **精神保健福祉士の倫理綱領**は，複数の機関による支援やケースカンファレンス等を行う場合には，本人の了承を得て行い，個人情報の提供は必要最小限にとどめるとしている。また，研究等の目的で事例検討を行うときには，本人の了承を得るとともに，個人を特定できないように留意するとしている。(8-36，10-36)

☐ **精神保健福祉士の倫理綱領**は，第三者から情報開示の要求がある場合，クライエントに不利益を及ぼす可能性があるときには秘密保持を優先し，秘密を保持することにより，クライエントまたは第三者の生命や財産に緊急の被害が予測される場合は，クライエントとの協議を含め慎重に対処するとしている。また，クライエントから要求があるときは，クライエントの個人情報を開示するが，記録の中にある第三者の秘密を保護するとしている。(10-36)

☐ **精神保健福祉士の倫理綱領**は，クライエントの知る権利を尊重し，必要とする支援や信頼のおける情報を適切な方法で説明して自己決定できるよう援助するとしている。(10-36)

☐ 精神保健福祉士の**職業倫理**として，プライバシー保護の観点から，精神科医やその他のスタッフと共にチームでかかわるときには，本人の了解を得ながらケース内容等の情報を共有し，共に支援していかなければならない。(4-59)

☐ **職業倫理**として，精神保健福祉士は精神障害者を取り巻く種々の偏見の除去に取り組まなければならない。(4-59)

	精神保健福祉士（精神保健福祉士法）	社会福祉士（社会福祉士及び介護福祉士法）
登録	第28条 精神保健福祉士となる資格を有する者が精神保健福祉士となるには，精神保健福祉士登録簿に，氏名，生年月日その他の厚生労働省で定める事項の登録を受けなければならない。	第28条 社会福祉士となる資格を有する者が社会福祉士となるには，社会福祉士登録簿に，氏名，生年月日その他の厚生労働省で定める事項の登録を受けなければならない。
誠実義務	第38条の2 ・精神保健福祉士は，その担当する者が個人の尊厳を保持し，自立した生活を営むことができるよう，常にその者の立場に立って，誠実にその業務を行わなければならない。	第44条の2 ・社会福祉士および介護福祉士は，その担当する者が個人の尊厳を保持し，自立した日常生活を営むことができるよう，常にその者の立場に立って，誠実にその業務を行わなければならない。
信用失墜行為	第39条 精神保健福祉士は，精神保健福祉士の信用を傷つけるような行為をしてはならない。	第45条 社会福祉士または介護福祉士は，社会福祉士または介護福祉士の信用を傷つけるような行為をしてはならない。
秘密保持義務	第40条 ・精神保健福祉士は，正当な理由がなく，その業務に関して知り得た人の秘密を漏らしてはならない。 ・精神保健福祉士でなくなった後においても，同様とする。 ・罰金30万円以下懲役1年以下（第44条）	第46条 ・社会福祉士または介護福祉士は，正当な理由がなく，その業務に関して知り得た人の秘密を漏らしてはならない。 ・社会福祉士または介護福祉士でなくなった後においても，同様とする。 ・罰金30万円以下懲役1年以下（第50条）
連携	第41条 ・精神保健福祉士は，その業務を行うにあたっては，保健医療サービス，障害者総合支援法に規定する障害福祉サービス，地域相談支援に関するサービス，その他のサービスが密接な連携のもとで総合的かつ適切に提供されるよう，これらのサービスを提供する者やその他の関係者等との連携を保たなければならない。 ・精神保健福祉士は，その業務を行うにあたって精神障害者に主治の医師があるときは，その指導を受けなければならない。	第47条第1項 ・社会福祉士は，その業務を行うにあたっては，その担当する者に，福祉サービス及びこれに関連する保健医療サービスその他のサービスが総合的かつ適切に提供されるよう，地域に即した創意と工夫を行いつつ，福祉サービス関係者等との連携を保たなければならない。
資質向上の責務	第41条の2 ・精神保健福祉士は，精神保健および精神障害者の福祉を取り巻く環境の変化による業務の内容の変化に適応するため，相談援助に関する知識および技能の向上に努めなければならない。	第47条の2 ・社会福祉士または介護福祉士は，社会福祉および介護を取り巻く環境の変化による業務の内容の変化に適応するため，相談援助または介護等に関する知識および技能の向上に努めなければならない。
名称の使用制限	第42条 ・精神保健福祉士でない者は，精神保健福祉士という名称を使用してはならない。 ・罰金30万円以下（第47条）	第48条 ・社会福祉士でない者は，社会福祉士という名称を使用してはならない。 ・罰金30万円以下（第53条）

☐ 精神保健福祉士は，同僚が精神障害者の**権利を侵害**した場合，まずは同僚にそのことを指摘し，共にその行為について考える必要があるが，直ちに**人権擁護委員会**に通報すべき義務はない。(4-59)

☐ 精神保健福祉士は，**職務の遂行**にあたっては，精神障害者の利益を最優先し，自らの利益のために地位を利用してはならない。(4-59)

☐ 精神保健福祉士の**職業倫理**に関して，1982（昭和57）年の日本精神医学ソーシャ

ル・ワーカー協会札幌宣言で確認された内容は，「精神障害者の社会的復権と福祉のための専門的・社会的活動を進める」ことを組織活動の中心に据えることを基本方針としている。(10-54)

☐ 精神保健福祉士の**職業倫理**から，ホームヘルパーが利用者の生活歴を教えてほしいと希望した場合，まずは本人の了解を得る必要がある。(10-54)

☐ 精神保健福祉士の**職業倫理**として，同僚がクライエントに不適切な対応をしていた場合は，クライエントに謝り，その同僚と共にその行為について考えなければならない。(11-58)

☐ 精神保健福祉士を対象にした**インタビュー調査**の場合，録音・録画を行う際には，その精神保健福祉士の同意が必要である。その際には，精神保健福祉士の**職業倫理**として，インタビュー調査の目的を告げ，その精神保健福祉士の不利益にならないことを伝える。また，調査への協力は任意であり，たとえ同意した後でも協力を辞退できることを口頭または書面にて説明する。(11-54)

☐ 精神保健福祉士の**職業倫理**として，クライエントからの要求であっても，了解を得ることなく両親との面接記録を開示することはできない。(11-58)

☐ 精神保健福祉士の**職業倫理**として，クライエントから精神保健福祉士の業務について批判された場合，それに耳を傾け，改善に努める。(11-58)

☐ **国際ソーシャルワーカー連盟**（IFSW）の倫理綱領の規定において，ソーシャルワーカーは最良の実践を行うために，スーパービジョン，教育・研修に参加し，援助方法の改善と専門性の向上を図るとされている。(20-35)

☐ 精神保健福祉士が，クライエントとの相談援助の過程で抱く**倫理的ジレンマ**として，**専門職的価値**と**個人的価値**がある。(22-21)

☐ **国際ソーシャルワーカー連盟**（IFSW）の倫理綱領に規定されている倫理基準に，**業務改善の推進**と**専門性の向上**がある。(21-22)

☐ 精神保健福祉士の**秘密保持義務**について，家庭においても，退職後であっても，相談内容を話題としてはならない。(6-51)

☐ 「社会福祉士及び介護福祉士法」において，**誠実義務，信用失墜行為の禁止，秘密保持義務，連携，資質向上の責務**が，社会福祉士の義務等として規定されている。(18-23)

3 精神保健福祉相談援助の基本的考え方

☐ 精神保健福祉の援助技術は，本人の**自己決定**を促して尊重する原則を大切にして行われる。精神障害者個人とその本人を取り巻く環境や状況に焦点を当てる社会福祉の援

助方法である。（1-51）

☐ 精神保健福祉援助技術に関して，援助過程で精神症状が再燃した場合には，できるかぎり本人の**意思**を確認する努力をし，精神科治療に向けた**動機づけ**を行う必要がある。（1-51）

☐ 精神保健福祉士は，ソーシャルワーカーとして，人間の基本的ニーズの不充足あるいは人間関係の不調整といった生活問題を対象として援助を行う。精神障害者は病気と障害の両方をもつ個人であるゆえ，**生活モデル**に立脚してクライエントへの接近を図るべきである。（1-68）

☐ 精神障害者支援の**生活モデル**は，支援システムを家族や友人，職場などの参加の下で構成する。精神障害者の人格の変容を援助の目標とはしない。また，パターナリズムは援助関係の基本とはならない。精神障害者の問題を病理状態の反映ととらえない。（11-68）

☐ **ソーシャルワーク**における**生活モデル**とは，包括的な視点からクライエントと環境の交互作用の接点に介入することである。（21-24）

☐ 精神障害者の生活問題を対象とする**ソーシャルワーク**では，精神障害に関する知識や技術を必要とする。疾患と障害を併せもつ障害特性があるために精神科の医療の知識を活用しながら行われる。（1-68，2-51）

☐ 精神保健福祉士の行うマクロ領域の**ソーシャルワーク実践**とは，地域社会全体への間接的介入がなされるような**政策的課題の解決**に向けた提言を行うことである（20-26）

☐ **精神保健福祉援助技術の機能**には，社会資源を活用してクライエントのニーズの充足を図るだけでなく，自己実現できるよう，本人の意思を確認しながら，心理的状況をも把握しつつ援助活動を行う機能もある。（2-51）

☐ **精神保健福祉援助技術の特徴**は，医療専門職とのチーム医療およびチームアプローチで行われるソーシャルワークにある。（1-68，2-51，4-65）

☐ **精神保健福祉援助技術**に関して，精神疾患による独特の解釈や行動などは，論理的には理解し難いものが多いが，それらのすべてが「疾病に起因する」とみなすのでなく，生活の不安やつらさなどから引き起こされる「環境に起因する」と理解する視点も必要である。（2-57）

☐ 「精神疾患ではない」あるいは「完治した」と考えている場合，精神障害者は，グループへの参加に対して不本意に感じる傾向がある。**精神保健福祉援助技術の視点**として，グループの意図や目的を説明しても参加に拒否的な人に対しては，グループ活動へ参加することの意味，あるいは課題，または自分の病や障害に対する自覚の程度や社会参加に向けたニーズなどを明確にする話し合いを続けながら，動機づけを深めていくことが必要である。（2-57）

☐ **精神保健福祉援助技術**に関して，精神障害者が精神保健福祉士の立てた援助計画に積極的に参加しない場合や，本人の社会復帰にとって利益が必ずしも明らかでない場合には，本人のニーズに即した援助が行われているかどうかの**モニタリング**を行い，本人と共に計画を練り直す必要がある。(2-57)

☐ **精神保健福祉援助技術**に関して，家族の希望や不安などについても十分に受け止めながら，本人の希望を中心に考えつつ家族関係を調整し，そのニーズを充足させることが必要である。(2-59，3-56)

☐ **精神保健福祉援助技術**に関して，精神保健福祉士が総合的な援助を展開するためには，まず本人の援助に対する意思確認をしたうえで，援助過程の中で必要な**主治医**，**保健所**，**福祉事務所**などとの間に緊密なネットワークづくりの態勢を整えることが大切である。(2-59，3-56)

☐ **精神保健福祉援助技術**に関して，精神保健福祉士が援助活動の過程で知り得た情報は，本人の了解を得たうえで，プライバシーに配慮しながらチームで情報を共有し，支援していくことが大切である。(3-56)

☐ **精神保健福祉援助技術**における**援助機能**に関して，相談援助の機能は，医療制度を利用するための紹介およびあっせんをすることだけでなく，受診，入退院の援助，療養生活上の援助，就労・住宅などの社会生活上の援助など多岐にわたる。(4-65)

☐ **精神保健福祉士の業務**における医師との関係性について，症状が安定している場合には主治医に相談し，その指導を受け，利用者と話し合って社会復帰のための施設の利用等を決めていかなければならない。(6-51)

☐ 利用者がもつ生活の心配事を理解することは，**精神保健福祉援助活動**の基本である。(9-53)

☐ クライエントがサービスを利用することで，自らの生活をコントロールする力をつけるように支援することは**精神保健福祉援助活動**の基本である。(9-53)

☐ **精神保健福祉援助活動**の基本として，**面接場面**では，話し手の言葉や感情や行動等に表れる不一致を手がかりにして内面の葛藤などに直面させ，新しい見方を探せるように援助する方法として**対決技法**を用いることがある。(9-53)

☐ **精神保健福祉援助活動**に関して，疾病や障害のための問題解決に向けた主体的な取り組みに困難を伴うこともあるが，利用者の歩調に合わせながら支援する。(5-51)

☐ **精神保健福祉援助活動**は，精神障害者の疾病や障害のために社会生活がしづらくなっていることに焦点を当てた援助を行う。(5-51)

☐ **精神保健福祉援助活動**においては，精神障害者のもつ生活の心配や，周囲の偏見に苦しんでいる家族のつらさを理解しながら支援を行う。(5-51，6-52)

- ☐ **精神保健福祉援助活動**に関して，精神症状が再燃した場合，まず精神科の受診に向けて本人の意思を確認し，同意を得るよう努力し，**自己決定**が保障できるよう最善を尽くすことが重要であり，入院をさせ保護することを優先して援助してはならない。(5-51，6-52，9-53)

- ☐ **精神保健福祉援助活動**においては，新しい場面や，一時にたくさんの課題に直面すると，緊張や不安が高まりやすい精神障害者の傾向にも配慮した援助が必要である。(6-52)

- ☐ **精神保健福祉援助活動**において，障害者がサービスの利用者として，主体的に自らの生き方を選択する立場であることを共に確認していくことが重要である。(6-52)

- ☐ **精神保健福祉援助活動**では，環境調整や選択肢の幅を広げるための資源の開拓など，利用者の**自己決定**へ向けた支援を行う。(7-53)

- ☐ **精神保健福祉援助活動**では，利用者の可能性や強さに焦点を当て，利用者の**自己実現**に向けた協働過程のパートナーとなる。(6-53，7-53)

- ☐ **精神保健福祉援助活動**では，利用者の**自己決定**は援助の大原則であり，最大限尊重されるべきであるが，その決定を無条件に尊重し，受け入れて活動することではない。**自己決定**を尊重した援助の結果については，いかなる場合であろうとも，その責任は利用者に帰するのではなく，援助者や利用者を取り巻く人々や状況など，利用者を取り巻く全体性の中で考える必要がある。(7-53)

- ☐ **精神保健福祉援助活動**は，診断や問題発見に重点を置く「医学モデル」の考え方を参考にしつつ，「生活モデル」の視点に立脚した援助を行う。(7-54)

- ☐ **精神保健福祉援助活動**における**アセスメント**では，利用者本人のニーズや動機を受け止め，願いや夢を見出し，得意分野や対処能力などを把握することが必要である。(7-54)

- ☐ **精神保健福祉援助活動**では，精神障害者が生活を自己管理する力を伸ばし，主体的にさまざまな資源を獲得していくような援助が重要になる。(7-54)

- ☐ 精神保健福祉士の実践では，論理的，客観的な知識に加え，**経験知**，**臨床知**を統合する努力が求められる。(18-22)

- ☐ 精神保健福祉士の実践では，精神障害者が**自己決定**できるよう，**ラポール**形成を図る。(18-22)

- ☐ **レジリアンス**（resilience）とは，人に潜在的に備わっている，**逆境から復元できる力**のことをいう。(22-26)

- ☐ ソーシャルワークの実践モデルにおける**ストレングスモデル**は，「すべての人は目標や才能や自信を有しており，またすべての環境には，資源や人材や機会が内在してい

ると見る」とするものである。（15-35）

☐ ソーシャルワークにおける**ストレングス**は，その人の問題に焦点を当てるのではなく，その人が本来もっている強さに着目し，それを引き出しいかしていくことである。（20-24）

4 ┃ 精神保健福祉士の役割

☐ 精神保健福祉士は，精神障害者の**人権擁護**および**社会的復権**の観点から，専門的な知識とさまざまな援助技術を駆使して行う**福祉専門職**の役割を担う。（2-55）

☐ 精神保健福祉士は，精神障害者の日常に必要な生活技術を身に付ける訓練を行うために，作業療法や職業訓練および精神療法を担当するのではなく，社会復帰に関する相談に応じ，助言，指導，日常生活への適応のために必要な訓練その他の援助を行うことである。（2-55）

☐ 精神保健福祉士の役割として，精神障害者本人の**主体性**を尊重して，現在の関心と生活上の課題に対応するサービス利用に関する**相談業務**を担う。（2-55）

☐ **精神保健福祉士**は福祉制度の活用を希望しているクライエントへの**自立支援**として，希望している理由について聞くとともに申請の手続きの説明を行う。（23-24）

☐ 家庭生活への適応のための相談では，本人の**主体性**を尊重して，現在の関心と生活上の課題に対して必要な**社会資源**を選択し利用できるよう援助する。（4-63）

☐ 精神障害者の精神症状を熟知しておくために，もっとも重要な情報は本人から収集し，本人の了承を得たうえで主治医からの情報収集と指導を受け，**社会福祉専門職の視点**で援助を担う。（2-55，4-63）

☐ 精神保健福祉士は，精神障害者の社会参加を求めて，専門的な知識と技術をもって相談活動を行い，**権利擁護**の観点から支援する役割を担う。（4-63）

☐ **精神障害者への援助の記録**は，事実の経過や根拠を証明する資料として，権利擁護に貢献するものである。また，**合理的配慮**とは，障害者がほかの者と平等にすべての人権や**基本的自由**を享有するための，必要かつ適当な変更や調整のことである。（23-27）

☐ **児童虐待**への対応として，後遺症である**心的外傷後ストレス障害（PTSD）**や**複雑性PTSD**を理解した支援が必要である。（18-21）

☐ **高次脳機能障害者**への対応として，失語，失行，失認，記憶障害，判断遂行機能障害，問題解決能力障害，社会的行動障害等に配慮した支援が求められる。（18-21）

☐ **重大な他害行為を行った精神障害者**への対応として，「心神喪失等の状態で重大な他

害行為を行った者の医療及び観察等に関する法律」（医療観察法）に規定される**社会復帰調整官**や**精神保健参与員**は，精神保健福祉士等が担当する。(18-21)

☐ 精神保健福祉士の法律・制度の運用について，「**障害者基本法**」には障害を理由にした差別に対する禁止が謳われているが，その差別に対しての罰則規定は盛り込まれていない。(7-52)

☐ 「**障害者総合支援法**」に基づき，**在宅介護従業者**は地域で生活する障害者への訪問による介護を行う。(23-26)

☐ 精神保健福祉士はクライエントとの**援助関係**において，クライエントの反社会的行為は容認しないが，その行為を障害者の生活や人生における課題としても受け止め，行為の背景にある諸課題を探しながら，共に解決に取り組む。(3-62)

☐ 精神保健福祉士はクライエントとの**援助関係**において，クライエントが**ワーカビリティ**を自ら顕在化できるよう支援する。(3-62)

☐ **アカウンタビリティ**とは精神保健福祉士が関係者や社会に対して，実践についての情報提供や根拠の説明だけでなく，結果に対して責任を取ることを示し，「説明責任」と訳される。(21-25)

☐ 精神保健福祉士が行う**アドボカシー**には，**発見，介入，調整，対決，変革**の5つの機能があり，このうち介入とは，例えばソーシャルワーカーの理念と組織・制度の問題を結び付けるために，クライエント集団と地域福祉政策とを結び付ける働きかけをいう。(21-28)

☐ 精神保健福祉士がクライエントとの**援助関係**において社会資源を活用する際，クライエントの**意思を尊重すること**が重要であり，その内容や性質を知らないまま，機械的に本人と関係づけることは避ける。(3-62)

☐ 精神保健福祉士の**かかわり**は，精神障害者を病理としてではなく，一個人としてみる。よい特質や才能に気づき，それに焦点を当てる。(9-62)

☐ **リスクマネジメント**においては，事故を未然防止するという観点から，入所者に個別的なサービスを提供し，事故の発生に備え，損害賠償保険に加入しておく。事故後の対応に当たっては，事実を正確に整理・調査し，被害者に誠意ある態度で臨む必要がある。(11-53)

☐ **リスクマネジメント**のために，災害発生時のためのマニュアルを作成し，グループホーム内で研修を実施する。事故やヒヤリ・ハット事例を収集して，事故防止に活用する。(11-53)

☐ 福祉サービスを提供する際の**リスクマネジメント**においては，ヒヤリハット情報やクレームから潜在的なリスクを抽出する。(22-22)

☐ **自己決定**は，精神障害者が自らの意志で問題や課題の解決方法を決定するという価値に基づいている。与えられた条件の中で，精神障害者に選択を求める一方的なものではなく，精神障害者の**自己実現**に向けた共同作業である。(1-59)

☐ 精神保健福祉士はクライエントの**自己決定**を支えるよう援助する。精神障害者が自己の生活について自ら考え，生活していけるように援助することが必要である。(1-40，2-36)

☐ **自己決定**とは，精神保健福祉士が個人を尊重する場合の中心的概念であり，精神障害者が自ら選択と決定を行う権利と欲求を認めることである。また，利用者が自己決定するために社会資源の情報を提供する。(6-53)

☐ **自己決定**は，利用者の支援にかかわる原則であり，実践的，倫理的な基盤である。自己責任が伴うものであるが，責任能力のあることが条件ではない。(9-61)

☐ 「**障害福祉サービス等の提供に係る意思決定支援ガイドライン**」(平成 29 年 3 月：厚生労働省)では，**本人の自己決定**に必要な情報の説明は，本人が理解できるように工夫して行うことが重要であること，また，本人の自己決定や意思確認がどうしても困難な場合は，本人をよく知る関係者が集まって，さまざまな情報を把握し，根拠を明確にしながら意思および選好を推定することが記されている。(22-27)

☐ **マクロ領域**のソーシャルワークとは，地域社会全体に対して行う間接的な介入，社会の変革を進める介入であり，自治体の計画立案および実施・評価や，福祉サービスの管理・運営を行う実践である。(22-29)

☐ **人間尊重**と**個別化**とは，その人をかけがえのない存在として，一人ひとりを大切に理解しようとする精神保健福祉援助の基底的な価値観である。(6-53)

☐ **ノーマライゼーション**の原理とは，障害者の選択や要求と生活環境や地域生活が，可能なかぎり通常に近いか同じようになり，1 日のノーマルなリズムと障害のない人と同じような生活上の日課を提供することを意味している。障害者が，障害のない人と同じような能力を身につけるための訓練をすることではない。(2-31，3-38，4-32)

☐ 精神障害者のノーマライゼーションの実現のためには，保健医療福祉のサービスの整備，社会の偏見の除去等が必要である。(4-32)

☐ **ノーマライゼーション**の理念は，障害者自身よりも，むしろ障害者の置かれている生活条件や生活環境の現状とそのあり方を変えていくことである。1950 年代の前半，デンマークをはじめとする北欧において，知的障害者の親の会の運動によって生まれた理念であり，広く社会福祉の考え方として発展し，障害者自身が**社会参加**できるように彼らに普通の生活条件を提供することである。(5-31，6-31，11-33，15-25)

☐ ジェネラリスト・ソーシャルワークの成り立ちに影響を与えたアプローチのひとつに，「状況の中の人」に焦点を当てて，クライエントの問題状況を捉える**心理社会的アプローチ**がある。(23-28)

6 │ 権利擁護

☐ **パターナリズム**は，医師と患者の関係においてだけでなく，精神保健福祉士とクライエントの関係においても発生する。クライエントに十分な情報を提供せず，また判断の機会を確保せず，精神保健福祉士が一方的にクライエントの生活にかかわるさまざまなことを決定してしまうことは，パターナリズムといえる。(16-26)

☐ **権利擁護**における**発見機能**とは，クライエントが気づかないことや主張できないニーズの発見者となることである。(18-27)

☐ **権利擁護**における**代行機能**とは，自ら権利や訴えを主張することが難しいクライエントを擁護し代わりに主張することや代行することである。(18-27)

☐ **権利擁護**における**教育機能**とは，障害者が社会成員として有する権利や可能性についてさまざまな立場の市民に訴え，理解を広げていくなかで，障害者の**エンパワメント**につながる働きかけを展開していくような機能であり，**啓発機能**とも言い換えられる。(18-27)

☐ **権利擁護**における**情報提供機能**とは，自己実現のための選択や自己決定を行うために正しい情報を的確かつ理解しやすいものとしてクライエントに伝える機能である。(18-27)

☐ **権利擁護**における**ネットワーク機能**とは，医療・福祉・介護などの専門職をはじめ**フォーマルな資源やインフォーマルな資源**を有機的に結び付けて有効な資源を提供するためのネットワーク（**ソーシャルサポートネットワーク**）を構築し，有効に機能するためのコーディネートをすることである。(18-27)

☐ 相談援助における**アドボカシー**（権利擁護）機能は，精神疾患による自傷や他害に対応する措置入院制度の場合，「**基本的人権**」の擁護に置かれる。(4-65，15-35)

☐ **アドボカシー**は，ソーシャルワーク機能の拡大に伴い注目される機能の一つである。クライエントの要求を考慮しつつ，クライエント自身の評価に基づいて行うものである。(2-62，15-35)

☐ **アドボカシー**とは，本人に代わってその権利を擁護し，必要なサービスを得るために活動する，と定義される。(4-36，17-27)

☐ **アドボカシー**には，**エンパワメント**のアプローチが含まれる。(2-62)

☐ **アドボカシー**とは，**代弁機能**を基盤にした擁護・支持の行為や方法の総称である。—

方，**セルフアドボカシー**は，親や専門家や市民たちの支援を受けながらも，障害者自身によって進められるものであり，**自己決定**が基本である。しかし，セルフアドボカシーからみれば，代弁機能は一種の介入行為であって，時として**自己決定**と対立することがある。このように，セルフアドボカシーは，支援者の技能や倫理によって，大きく影響を受ける。(3-33)

☐ **セルフアドボカシー**は，本人自らが権利を主張して行動し，自分自身を擁護するものである。(2-62，4-36，8-62，15-27，18-28，20-28)

☐ **シチズンアドボカシー**とは，障害をもつ人が自分の希望を表明できるように助ける一市民による活動であり，市民が個人の訴えやニーズを聞いて，問題解決や権利擁護に向け行う活動である（N. ベイトマン）。(4-36，18-28，20-28)

☐ **クラスアドボカシー**とは，同じ課題を抱えた当事者の集団へ代弁や制度の改善・開発を目指すことである。(18-28，20-28)

☐ **リーガルアドボカシー**とは，弁護士や法律家を中心に当事者と協同し，法律面から権利擁護を図るものである。(18-28，20-28)

☐ **ケースアドボカシー**とは，個人もしくは家族を個別に処遇するものであり，判断能力が不十分，またはない人がその対象となる。(20-28)

☐ 精神保健福祉士が行う**アドボカシー**は，精神障害者の権利を守るために，**代弁**や**弁護**などの機能を担う。精神障害者が自分で自分の権利を主張できるように支援する。(5-67)

☐ 精神保健福祉士は，**アドボカシー**を積み重ねることによって，精神障害者の**自己決定**を妨げるような不平等状態の改善を働きかける。(5-67)

☐ 精神保健福祉士が日常的に行っている**情報提供**は，権利を擁護する重要な方法である。(8-62)

☐ **アドボケート**は，アドボカシーを行う人を指し，障害者などの社会的に弱い立場に置かれた人の側に立って援助を行う。(8-62)

☐ 直接サービスを提供している精神保健福祉士は利用者の**アドボケート**にはなりにくい。(8-62)

7 | 相談援助にかかわる専門職

☐ **日本医療社会事業家協会**は，社会福祉の職能団体としてはもっとも古く1953（昭和28）年に設立され，2021（令和3）年，現在の公益社団法人**日本医療ソーシャルワーカー協会**となっている。(20-23)

- ❏ **相談支援専門員**は相談支援においてはサービスの支給決定に係るアセスメントを行う。資格要件として，3 年以上の実務経験（従属機関と業務により年数が異なる）が必要である。(18-26)

  ✎ 厚生労働省告示第 549 号「指定相談支援の提供に当たる者として厚生労働大臣が定めるもの」には，資格要件として実務経験のほかに，国の定める研修受講と実務を担ったのち 5 年ごとの研修受講が必要とされている。

- ❏ **サービス管理責任者**は，個別支援計画の策定やモニタリング等，サービス提供のプロセス全体を管理する，一部の指定障害福祉サービス事業所に配置された，サービスの質を確保するための責任者の立場をいう。本職務に就くためには，厚生労働大臣の定めた 5 年以上の実務経験と国が定める要件を満たす必要がある。(17-28，21-27)

- ❏ **精神保健福祉相談員**は，保健所等において，精神障害者の相談業務を行う**任用資格**である。(18-26)

- ❏ **福祉事務所で現業を行う所員**（現業員，通称：**ケースワーカー**）は，社会福祉に関する援護，育成，または更生の措置に関する事務を行う。(18-26)

- ❏ **介護支援専門員**（ケアマネジャー）は，要介護者または要支援者の相談に応じ，適切なサービスを利用できるようにする。(18-26)

- ❏ **作業療法士**は患者の状態像をアセスメントし，医師の指示の下に，社会的適応能力等の回復を図るため，工作等の作業指導を行う。(21-26)

- ❏ **管理栄養士**は，傷病者に対する栄養指導ならびに施設での給食管理および栄養改善上の必要な指導等を行う。(21-26)

- ❏ **精神保健指定医**の業務には，**措置入院の解除**を判断するための診察が規定されている。措置入院における退院時の手続きには，精神保健指定医 1 名の診察と症状消退届の提出が必要である。(20-27)

8 ┃ チームアプローチ

- ❏ 精神保健福祉援助における**チームアプローチ**において，必要な要件の一つは，チームメンバーによる利用者のニーズおよび評価の共有化である。援助は，チームの意向よりもクライエントの意思に沿った援助の方法を探りながら進める。チームアプローチにおいても，クライエントの意向を尊重して援助内容を決定する。(3-60，12-58)

- ❏ **チームアプローチ**では，状況に応じて精神保健福祉士が主導する場合もある。精神保健福祉のチームメンバーは，精神障害者に対する治療と援助に関する基本的な見解・方針などを共有するように目指していく。チームアプローチを進めるための**ケースカンファレンス**は，援助方針を立てるだけでなく，チーム全体の専門性や援助能力などを高める働きもある。(1-65)

- 精神保健福祉援助における**チームアプローチ**では，専門職種間の相互の理解と緊密な連携の下に，専門職それぞれが自らの能力を十分に発揮する。利用者の状況や変化に対し迅速に対応できることが求められるが，必ずしもリーダーの判断を優先させるわけではない。(3-60)

- **チームアプローチ**は，利用者中心を共通認識とする各職種の専門性への相互理解と連携に基づいている。各専門職の役割や業務の明確化および相互信頼が前提となる。チームメンバーとして各職種の専門性を理解しておく。(4-51，11-59，12-58)

- 精神保健福祉士が行う**チームアプローチ**では，利用者の**自己決定**を尊重し，その了解や意向などを優先した利用者主導の援助を前提とする。(7-56)

- **チームアプローチ**においては，援助目標の共有化が大切であり，構成員の視点，専門知識，技術などの違いを活用することで，その真価を発揮するものである。構成員は常に対等であるが，精神科医療機関でのチームアプローチでは，医師がチームリーダーとしての役割を担う場合が多い。(5-61，11-59)

- **チームアプローチ**では，他の専門職からの助言を問題解決の契機とする。危機対応では必ずしも事前にチームの合意を必要とせず介入する場合もある。(11-59，12-58)

- **チームビルディング**の段階として，**形成段階**とは，チーム内で情報交換がなされ**相互理解**が図られた段階を意味する。**対立段階**とは，チームやメンバー間に**葛藤や矛盾**が顕在化している段階を意味する。**規範形成段階**とはチームの**目標づくり**と各々のメンバーの**役割**が話し合われる段階を意味する。**実践段階**とは，対立段階で生じた対立に各自が向き合いながら**相互の信頼**をつくり上げていく段階である。**離脱段階**とは，チームの目標達成がなされたことによって，解散に向けて各自が離れる段階を意味する。(20-29)

- **チーム医療**において，チームの一員ではあるが精神保健福祉士は医療行為を担わない。(12-58)

- **バークレイ報告**（1982年）は，**カウンセリングとソーシャルプランニング**（社会的ケア計画）を統合した形でのコミュニティソーシャルワーク実践を提案し，対人サービスの担い手であるソーシャルワーカーがインフォーマルなネットワークを活用しながら**カウンセリングとソーシャルプランニング**によりサービスを提供することを報告した。(17-24)

- **インターディシプリナリ・モデル**とは，概ね役割の固定された各専門職が主体的にかかわり，役割を果たしていくものであり，専門職間相互のコミュニケーションに重点が置かれている。(15-29，19-29)

- **マルチディシプリナリ・モデル**とは階層構造のなかで医師の指示のもとに各職域がそれぞれの専門性を発揮するモデルである。医師の責任が明確であり，課題達成のために各専門職は情報交換を実施するが，個別に目標を定めながらケアにあたる。また，専門職はあらかじめ決められた役割をこなす。(15-29，19-29，23-29)

❏ トランスディシプリナリ・モデルによる多職種チームに関する特徴として，役割の固定性がインターディシプリナリ・モデルよりもさらに低く，専門職の役割は容易に交代ができるタイプのチームの形であり，共通の達成課題を掲げ，各専門職の役割代替が認められるものであることがあげられる。（15-29，19-29，21-29）

❏ **援助方針会議**とは，児童相談所において受理会議後，相談援助活動を行うこととしたすべての事例の援助について検討を行い，調査，診断，判定等の結果に基づき子どもや保護者等に対するもっとも効果的な援助指針を作成，確認するために行うものである。（18-29）

❏ 退院後生活環境相談員が主催して本人や関係者でサービス提供について話し合う会議として，医療保護入院者の推定入院期間を経過する前後2週間以内に行う**退院支援委員会**がある。（18-29）

❏ **サービス等利用計画**の確定および交付と共有を目的に，相談支援専門員が召集される会議として，**サービス担当者会議**がある。（18-29）

❏ 社会復帰調整官が主催して「**医療観察法**」における退院支援のために行う会議として，**ケア会議**がある。（18-29）

❏ **要保護児童対策地域協議会**では，気になる児童の見守り等を放置しないために行う市町村と児童相談所の定例連絡会議を**実務者会議**と位置づけている。（18-29）
　✎ 要保護児童対策地域協議会とは，2004（平成16）年の「児童福祉法」の改正により，被虐待児などの要保護児童の早期発見や適切な保護を図るために関係機関の円滑な連携・協力を確保する必要性から，地方公共団体が設置できるとした情報交換や支援内容協議を行うものである。

❏ **指定地域移行支援従事者**が**地域移行支援計画**の作成にあたって関係者から意見を求める会議として，**計画作成会議**がある。（18-29）

❏ **ソーシャルアドミニストレーション**とは，社会福祉援助技術の間接援助技術の一つに位置づけられ「**社会福祉運営管理**」と訳される。社会福祉施設などの施設運営管理や国・地方自治体における社会福祉制度，政策や行政などにおける社会福祉組織の諸活動にかかわる運営管理などがこれにあたる。（15-32）

❏ **ソーシャルアクション**とは間接援助技術の一つであり，「**社会活動法**」とも訳される。その内容は法制度の改正・改革に向けた活動，新たなサービスづくりや地域における資源の開発などがこれにあたる。（15-32）

9 ｜ 精神保健福祉に関する人名

❏ **バイステック，F. P.** が提唱したケースワーク関係の7原則では，面接場面において，ワーカーとクライエントの双方が自分の感情を吟味し合うことが含まれる。（2-53）

☐ デンマークの**バンク-ミケルセン, N. E.** は，「ノーマライゼーションは，知的障害者を
いわゆるノーマルな人にすることを目的としているのではない。（中略）ノーマライ
ゼーションとは，知的障害者をその障害と共に受容することであり，彼らに普通の生
活条件を提供することである。すなわち，最大限に発達できるようにするという目的
のために，障害者個人のニーズに合わせた処遇，教育，訓練も含めて，他の市民に与
えられているのと同じ条件を彼らに提供することを意味している」と述べている。
(1-44，3-31，4-32)

☐ **バンク-ミケルセン, N. E.** は，ノーマライゼーションという用語と考え方を，世界で
初めて福祉政策の中に織り込んで行政に反映させたことから，**ノーマライゼーション
の父**と呼ばれている。(11-33)

☐ スウェーデンの**ニィリエ, B.** は，「ノーマライゼーションとはごく普通の生活様式や
状況の側面や要素，及び障害をもつ人が経験し共有している普通の権利」であると
し，ノーマライゼーションの目標の一つに，障害者が市民としての法的権利や成長の
機会，自己決定を通して自己実現ができることをあげている。(3-31，4-32，7-31)

☐ **ニィリエ, B.** は，スウェーデンでの実践に基づいて「ノーマライゼーションの原理
は，障害者が地域社会や文化の中で普通の生活が得られるように権利を行使すること
を意味する」と主張した。また**ニィリエ, B.** は，ノーマライゼーションの目標の一つ
に，障害者が市民としての法的権利や成長の機会，自己決定を通して自己実現ができ
ることをあげている。「ノーマライゼーションとはごく普通の生活様式や状況の側面
や要素，および障害をもつ人が経験し共有している普通の権利」であるとした。(4-
32，7-31，11-33，15-25)

☐ アメリカやカナダにおいて，ノーマライゼーションの概念を推進した**ヴォルフェンス
ベルガー, W.** は，ノーマライゼーションの理念を紹介した人物である。障害のある
人個人の行動変容を期待し，対人援助をシステム化することに重点を置き，「**ソー
シャルロールバロリゼーション**」の理念を主張した。これは社会的に価値を低められ
ている人々に，社会的役割をつくり出すといった理念である。(3-31，7-31，11-
33，21-23)

   ✎ ソーシャルロールバロリゼーションは「可能な限り，文化的に標準となっている手段
   を用いて，人々，ことに価値評価の点でリスクを抱えている人々のために，価値ある
   社会的役割を可能にすること，確立すること，高めること，支持すること，そして防
   衛すること」である（石渡和美『障害者問題の基礎知識』明石書店，1997）。

☐ 1908 年に出版された『わが魂にあうまで（A Mind That Found Itself）』の著者で
あるアメリカの**ビアーズ, C. W.** は，自らの入院の体験を通して，精神科病院の患者
の処遇の改善を社会に訴え，本国および世界の精神衛生運動の原点となった人であ
る。(3-43，7-41，18-24)

☐ アメリカでは 1960 年代後半から，**ロバーツ, E.** らによって自立生活の思想が広めら
れ，「**自立生活センター**」を拠点とする障害者自らの責任と判断で必要な介助等を受
けて生きていく権利としての障害者運動が大きな力をもった。(3-31，6-31，8-32)

❏ **自立生活**（independence living；IL）思想は，1960年代後半に**ロバーツ，E.** らによる，カリフォルニア大学バークレー校等の重度障害者のキャンパスライフや教育の機会均等を保障する運動に端を発している。**自立生活（IL）運動**は，重度障害者が自らの責任と判断で必要な介助等を受けて主体的に生きられるようサービス供給システムをつくり，また制度的な改革を求めていく運動である。自立生活（IL）の理念では，必要な援助を受けて，自己決定・自己選択に基づき，自分らしい生き方を貫くことが強調されている。（3-31，3-38，4-33，5-31，6-31，15-27）

❏ イギリスの**ベートソン，G.** は，親が子どもに対して二重拘束のコミュニケーションを継続的に発し続けると，統合失調症の発症因になり得るとした。（3-41）

❏ **アッカーマン，N.** は，精神力動的家族療法の先駆者となった人であり，精神分析から家族療法に到達した。（3-41）

❏ **ジャクソン，D.** は，家族療法家であり，家族内でどのようなメッセージが送られ，それがどのように受け取られるかという**家族内コミュニケーション理論**をもとに，家族内ホメオスタシスの過程が存在しているという仮説を提唱した。（3-41）

❏ イギリスの**ブラウン，G.** らは，退院して親や配偶者の元に帰った人は，そうでない人よりも再入院率が高いという結果を報告した。（3-41）

❏ イギリスの精神科医**ジョーンズ，M.** は1940年代に病院という全環境を治療手段としてとらえる**治療共同社会**という処遇技法を実践し，その後の精神科医療改革に大きな影響を与えた。（7-41）

❏ 1963年，アメリカ大統領**ケネディ，J. F.** は「**精神疾患及び精神遅滞に関する大統領特別教書**」において，精神科病院の病床削減と精神病者の地域への移行を取り上げ，その後の国際的な脱施設化への大きな流れをつくった。（7-41，10-32）

❏ アメリカの**ラスク，H.** は，第二次世界大戦における空軍戦傷者の**医学的リハビリテーション**に目覚ましい成果をあげた。（3-31）

❏ **ジャレット，M.** は，すべてのケースワークに精神医学的観点が必要であることを述べた。（18-24）

❏ **ホリス，F.** は，心理・社会的アプローチを体系化した人物である。代表的な著作は『ケースワーク―社会心理療法』（1964年）である。（16-24）

❏ **マイヤー，C.** は，1970年代より「生態学」と「一般システム理論」を組み合わせて，ソーシャルワーク理論に援用し，「人と環境の交互作用面」をとらえようとした。（16-24）

❏ **ピンカス，A.** と**ミナハン，A.** がいう「4つのシステム」とは，①ソーシャルワーカーが援助対象とする「**クライエントシステム**」，②ソーシャルワーカーと所属機関を表す「**ワーカー・チェンジエージェントシステム**」，③問題解決をするために変えなく

てはならないターゲットを「**ターゲットシステム**」，④そのために動員される資源やほかの機関「**アクションシステム**」である。（16-34）

☐ **トーマス, E.** は，学習理論の応用に基づく多様な行動変容の方法を整理し，**行動変容アプローチ**として確立した。（22-23）

☐ **カプラン, G.** は，危機の状況から効果的で早急に脱出することを目的とした**危機介入アプローチ**の基盤を築いた。（22-23）

☐ **ジャーメイン, C.B.** は，システム理論に生態学的な視点を導入して「**有機体**」と「**環境**」（人と環境）との相互作用に焦点を合わせた。（20-25）

☐ **ジャーメイン, C.B.** は，ソーシャルワークに生態学的な視点を導入し，その実践モデルを**エコロジカルアプローチ**とした。（22-23）

☐ **トール, C.** は，貧困者へのケースワークを理論化し，診断主義の立場から論じている。（22-23）

☐ **ハートマン, A.** は，社会構成主義を理論的基盤とした**ナラティブアプローチ**を提唱した。（22-23）

☐ 社会における正義の実現において，**ロールズ, J.** が『正義論』で主張した格差原理は，その社会においてもっとも恵まれない人が有利となるよう，資源の配分を目標とした。（22-24）

☐ **グリーンウッド, E.** はソーシャルワーク専門職の属性として，**地域社会の承認**があることとしている。（23-21）

☐ **浅賀ふさ**は，聖路加国際病院医療社会事業科において日本で最初の医療ソーシャルワーカーとして，『ケースヒストリーの要点』を著している。（19-22）

☐ **竹内愛二**は，わが国にソーシャルワークの導入をした先駆者の一人であり，『ケース・ウォークの理論と実際』を著した。（19-22）

☐ **谷中輝雄**が提唱した「**生活のしづらさ**」とは，障害は固定したものではなく，生活環境を整えることで改善できるととらえることである。（18-25）
　　🖉「やどかりの里」を立ち上げた谷中輝雄は精神障害者を生活者としてごく普通の人として，一人前の人としてみることを「当たり前の人としてみる」「当たり前のつきあい」「当たり前の生活」「ごく当たり前の生活」と表現して援助を受ける・援助する関係ではなく，一人前の人として責任能力のある人として付き合うことが大切としている。

精神保健福祉の理論と相談援助の展開 Ⅳ

1 精神障害者福祉に関する歴史と動向

☐ 精神障害者に関する法律の歴史をみると，1950（昭和25）年制定の「**精神衛生法**」は，欧米からの最新の精神衛生に関する知識の導入と，公衆衛生の向上・増進を国の責務とした新憲法の成立により，精神障害者に対して適切な医療・保健の機会を提供するため，制定された。1981（昭和56）年の**国際障害者年**の趣旨「完全参加と平等」を具現化するために，国連が採択した「障害者に関する長期計画」を受けて，日本では「**障害者対策に関する長期計画**」を策定し，精神障害者を含めた総合的な障害者施策を実施した。1993（平成5）年，障害者を取り巻く社会経済情勢の変化に対応し，障害者の自立と社会参加の一層の推進を図るため，「心身障害者対策基本法」を「**障害者基本法**」に改正し，精神障害者が「障害者」として定義され，この法の対象となることが明示された。そして，医療および保護を目的とする流れと，障害者として福祉の対象としていく流れが統合されて，1995（平成7）年，「**精神保健及び精神障害者福祉に関する法律**」（精神保健福祉法）が成立したと整理される。(2-42)

☐ 相馬事件を契機として制定された「**精神病者監護法**」（1900〔明治33〕年）では，監護義務者は地方長官の許可を得て**私宅監置**を行うことができるとし，多数の精神病者が私宅に監置されていた。**私宅監置**は，第二次世界大戦後，「**精神衛生法**」の制定（1950〔昭和25〕年）により廃止された。(1-12, 8-19, 9-33, 11-32, 12-35, 15-36)

☐ 「**精神病院法**」（1919〔大正8〕年）では，内務大臣は北海道または府県に対し精神科病院の設置を命ずるとともに，公立精神病院を指定することができるとし，必要と認めるときは代用病院を指定できるものとした。(11-32, 12-35)

☐ 「**精神衛生法**」（1950〔昭和25〕年）では，精神科病院の設置を都道府県に義務づけた。また**私宅監置制度**を廃止するとともに，**措置入院制度**，**精神衛生鑑定医制度**を新設した。(5-33, 10-43, 12-35)

☐ 「**精神衛生法**」（1950〔昭和25〕年）では，監護義務者に代わって**保護義務者**の制度が新設され，自傷他害を及ぼさないように監督し財産上の利益を保護しなければならないと規定された。(3-39, 10-35)

☐ 1950（昭和25）年に制定された「**精神衛生法**」において，本人の同意がなくても保護義務者の同意で入院させる**同意入院制度**が規定された。(3-39)

☐ 「**精神衛生法**」の1965（昭和40）年改正において，地域精神衛生の概念が具体化され，これにより保健所を地域における精神衛生行政の第一線機関として位置づけると同時に，**精神衛生相談員**を配置できるとされた。(1-31)

☐ **保健所**に精神衛生の業務が位置づけられたのは1965（昭和40）年の「**精神衛生法**」の改正で，地域におけるケアを中心とする体制を目指したものであった。(4-42)

☐ 1968年にWHOによって派遣されたクラーク博士の「**クラーク勧告**」は，わが国の

精神病床は人口に比較してあまりにも多すぎると指摘した。(10-32)

☐「札幌宣言」では，精神科ソーシャルワーカーの実践目標として精神障害者の**社会的復権と福祉のための専門的・社会的活動**を掲げた。(20-37)

　🖊️札幌宣言とは，1982（昭和57）年に当時の精神医学ソーシャル・ワーカー協会がY問題によって提起された課題を踏まえ，基本方針が採択された背景をもつ。

☐ 1987（昭和62）年に制定された「**精神保健法**」では，国民の精神的健康の保持増進を図る観点から，広く国民の精神保健の保持および増進を図ることが法律の目的の一つとされた。「精神保健法」の制定により，初めて**任意入院制度**が規定され，**応急入院制度**，**精神医療審査会**が法定化された。(1-20, 2-11, 5-33, 5-41, 10-43, 11-32, 12-35, 15-36)

☐ 1993（平成5）年12月に，障害者の自立社会参加の一層の促進を図るため，「**心身障害者対策基本法**」が「**障害者基本法**」に改正され，精神障害者が障害者福祉の対象として規定された。(2-42, 6-37)

☐ 1999（平成11）年の「**精神保健福祉法**」の改正により，2002（平成14）年から**市町村**が精神障害者福祉に係る窓口業務を行うことになった。(9-43)

☐ 2000年代には，**精神保健福祉士がスクールソーシャルワーカー**として，活用されるようになった。(15-37)

☐「**今後の精神保健医療福祉施策について**」（2002〔平成14〕年）の基本的な考え方において，「受入条件が整えば退院可能」な約72,000人の退院，社会復帰を図ることを取り上げた。(11-35)

☐ 地域相談支援の利用に関する相談は，2010（平成22）年に改正された「**精神保健福祉士法**」の第2条に新たに加えられた。(17-37)

2 ｜ 障害者支援の国際的な流れ

☐ 1948年，国連総会は「**世界人権宣言**」を採択し，その第1条において「すべての人間は，生まれながらにして自由であり，かつ，尊厳と権利とについて平等である」とした。(3-37, 7-32, 9-31, 13-31)

☐ 1966年に国連総会で採択された「**国際人権規約**」は，経済的，社会的および文化的権利に関する**A規約**（社会権規約）と，市民的および政治的権利に関する**B規約**（自由権規約）とからなっている。とくに**B規約**では，人権の制限は正当な手続きに基づいて行われなければならないとしている。(3-37, 11-31, 13-31)

☐ 1971年，「**知的障害者の権利宣言**」は，「障害者の権利宣言」に先行して国連で採択され，知的障害者の諸権利をより詳細に明らかにしたものである。(5-32)

- アメリカにおいては，公民権運動などを背景に 1960 年代に入り自立生活センターが設立され，1973 年，障害者の差別禁止規定をもつ**リハビリテーション法改正法**が成立した。(9-31)

- 1975 年に国連総会において採択された「**障害者の権利宣言**」においては，障害種別に関する何らの限定もしておらず，精神障害者もその対象としている。(3-37)

- 国連の「**障害者の権利宣言**」では，障害者は，障害の原因，特質，程度にかかわらず，同年齢の市民と同等の基本的権利をもつとされている。(5-31，11-31，12-31)

- 国連の「**障害者の権利宣言**」では，障害者を「先天的か否かにかかわらず，身体的または精神的能力の不全のために，通常の個人または社会生活に必要なことを確保することが自分自身では完全にまたは部分的にできない人」としている。(9-32)

- 国連の「**障害者の権利宣言**」は，障害者の基本的人権と障害者問題の指針を示すとともに，障害者はその原因，特質および程度にかかわらず，同年齢の市民と同等の基本的権利を有するとし，この成果に立ったノーマライゼーションの思想が推し進められた。(7-32，10-31，12-31)

- 国連が 1981 年に設定した「**国際障害者年**」は，障害者の社会参加に大きな役割を果たした。「**完全参加と平等**」をテーマに基本理念の一つとし，「ある社会がその構成員のいくらかの人々を閉め出すような場合，それは弱くもろい社会である」というノーマライゼーションなどの思想や取り組みを国際的に広めた。(4-33，8-32，10-31)

- 1982 年，国連総会において「**障害者に関する世界行動計画**」を決議するとともに，1983〜1992 年までの期間を「国連・障害者の十年」とし，「**完全参加と平等**」（ノーマライゼーション）という目標に向けた取り組みを進めた。(5-32，7-32，9-31，11-31)

- 2006 年 12 月に国連総会で採択された「**障害者の権利に関する条約**」（障害者権利条約）では，すべての障害者によるあらゆる人権および基本的自由の完全かつ平等な享有を促進し，保護し，および確保することならびに障害者の固有の尊厳の尊重を促進するとした。(11-31)

- 2006 年に国連総会において採択された「**障害者権利条約**」では，「障害に基づく差別」を定義し，いかなる分野においてもあらゆる区別，排除，制限をなくす内容になった。(10-32)

- 「**障害者権利条約**」によれば，ユニバーサルデザインとは，最大限可能な範囲ですべての人が使用できる製品，環境，計画およびサービスの設計をいう。また合理的配慮とは，障害者が他の者と平等にすべての人権や基本的自由を享有するのに必要かつ適当な変更や調整である。(12-31)

- **バリアフリー**とは，障害者の社会参加を困難にしている物理的，社会的，制度的，心理的なすべての障壁の除去という意味で用いられている。(3-38)

☐「障害を持つアメリカ人法」（ADA）は，障害者に対する機会均等を保障するもので，包括的な差別禁止法となっている。(8-32)

☐ADA では，教育当局は，障害をもつ子どもに均等に教育を受ける権利を保障しなければならないとはしていない。一定規模以上の事業所の雇用主は，障害を理由とした差別をしてはならない。通信事業者は，聴覚・言語障害者に電気通信リレーサービスを実施しなければならないとしている。(3-36)

☐カナダ政府は，『闇からの脱出』という精神障害者を中心に位置づけたリカバリーシステムを目指すことを発表した。地区ごとにメンタルヘルスチーム・ACT チームが配置され，ショートステイ施設や宿泊訓練施設が設けられている。(20-36)

☐精神保健医療福祉の脱施設化の動きに関し，イギリスでは**精神保健に関するナショナル・サービス・フレームワーク**」により，積極的アウトリーチや家族ケアラー支援等の充実を図った。(22-36)

☐ICF（**国際生活機能分類**）の特徴は，心身機能の障害により生活機能の障害のみを分類するという考え方ではなく，活動や参加，とくに環境因子を取り入れた点である。参加制約に関しては，広い意味での健康の範囲にとどまるものであり，人種，性別（ジェンダー），宗教，その他の社会経済的特徴のために現環境での課題の遂行において制約を受けるような場合は参加制約とはみなしていない。(6-33，12-32)

☐ICF は，障害と生活機能の理解と説明のために提案されてきた「医学モデル」と「社会モデル」の統合に基づいており，国連社会分類の一つとして認められ，また障害者の機会均等化に関する標準規則の中で取り上げられ，それを組み入れている。(6-33，12-32)

☐WHO（世界保健機関）の**国際分類**では，**ICD-10**（国際疾病分類第 10 版）と ICF（国際生活機能分類）は相互補完的である。そのため，WHO は，この 2 つを一緒に利用することを勧めている。(12-32)

☐ICF では，障害を，機能障害，活動制限，参加制約のすべてを含むとするが，生活機能についても，心身機能・身体構造，活動，参加のすべてを含む。対象範囲を障害者だけではなくすべての人とし，その健康状態に関係した身体・個人および社会レベルでの生活状態を包括的に扱っている。(6-33，8-31，12-32)

3 ｜ 精神保健福祉領域の支援対象

☐精神障害者の**生活支援**においては，多様な生活のしづらさが伴うので，社会生活技能を高めるためには，日常生活条件の調整など継続的な支援が必要である。(5-65)

☐精神障害者は生活リズムを崩しやすいので，精神保健福祉士は，本人の**主体性**や**意思**を尊重しながら，本人と共に**社会参加プログラム**などの生活支援について具体的に考えていくことが大切である。(5-65)

☐ **精神障害者の社会生活**には，多様な生活のしづらさが伴うので，社会生活技能を高めるためには，日常生活条件の調整など継続的な生活支援が必要である。生活支援を実践する際には精神障害者本人や家族にとって，身近でいつも安心して相談できるシステムが必要である。(5-65)

☐ ライフサイクルに伴う精神保健福祉問題へのソーシャルワークでは，問題の解決を個人の内面に焦点化させるのではなく，**ライフイベント**や**生活のしづらさ**から問題をとらえて介入する。(6-55)

☐ ライフサイクルに伴う専門的援助について，**思春期**の家庭内暴力では，家庭，学校，地域との相互支援システムづくりが求められる。(7-57)

☐ ライフサイクルに伴う専門的援助について，**青年期**は，心の危機を生じやすい時期であり，統合失調症に加え，ひきこもりや摂食障害などの現代特有の病理像と向き合うための援助技術の確立が大切である。(6-55)

☐ ライフサイクルに伴う専門的援助について，**青年期**の社会的ひきこもりでは，医療的ケアも視野に入れた支援の組織化が重視される。ひきこもりになる原因は家族の問題とは限らないので，養育態度改善のための面接を必ずしも行う必要はない。(7-57，10-68)

☐ ライフサイクルに伴う専門的援助について，**成人期**のアルコール依存症では，飲酒を必要としない生き方が回復の課題である。(7-57)

☐ ライフサイクルに伴う専門的援助について，**成人期**にみられる境界型パーソナリティ障害の場合，他者を巻き込むことで生じる否定的影響を防ぐため，個人対応を原則に，行動範囲を制限したかかわりを行うことは必ずしも効果的とはいえない。(6-55)

☐ ライフサイクルに伴う専門的援助について，**老年期**は，さまざまな心の病気が生じやすい時期であり，保健，医療，福祉の包括的なケアシステムづくりが必要になる。老年期のうつ病では，個人的な治療とともに家族関係の調整も必要である。(6-55，7-57)

☐ **不登校**は精神病圏に位置づけられる問題ではないが，かかわるタイミングと優しい声がけが基本である。不登校の中学生には，居場所を確保できるよう支援していくことが求められている。(8-59，12-60)

☐ **地域若者サポートステーション**は15〜39歳までの働くことに悩みをもつ方々に対して，相談・訓練・就労体験などにより**就労への支援**を行っている。(20-51)

☐ **アルコール依存症**の親をもつ子どもの精神的な問題への対応では，家族関係を視野に入れて支援することが重要である。(8-59)

☐ 高齢者の自殺の要因には，役割の喪失があり，**生きがいづくり**のための支援を行う。

(10-68, 12-60)

☐ **自殺未遂者のケア**に関しては，地域生活を支えるために，生活相談，法律相談等，多様な専門性をもった公的機関や民間機関等が連携してケアを行う。自殺未遂者の親族等も苦しみ，悩んでおり，自殺未遂者と同じようにケアについて配慮する。一方自殺未遂者の親族等は本人のケアの重要な担い手となるので，その役割を果たせるように働きかける。(11-67)

☐ **自殺未遂者のケア**に関しては，一人ひとりの個別性を配慮し，問題となっていることや自殺行動を抑制する因子を同定して対応する。医療機関において心身両面でのケアを提供するとともに，急性期の治療が終了した後も継続した精神科的治療を行う。(11-67)

☐ **自殺傾向のある人**に，自殺したいという気持ちをもってはいけないと諭してはいけない。相談できる家族や友人がいるか確認する。自殺以外に解決法があることを伝え，その方法を話し合う。自殺を実行する危険性についてアセスメントする。(12-63)

4 精神障害者支援の理念

☐ **エンパワメント**とは，社会的に不利な状況に置かれた人が，自らの力を高め，行動できるようになることである。(18-37)

✎ リハビリテーションの領域でエンパワメントとは，利用者の本来の力を取り戻すことを強調する意味をもつ。これまで否定的に評価され，抑圧されてきた人々がパワーを強め問題解決と抑圧を跳ね返す力や対処方法，技術を身につけることができるよう支援するソーシャルワークの援助過程をいう。

☐ **エンパワメント**は，自らの奪われた主体性を取り戻していくプロセスを表す概念として，アメリカの**ソロモン, B.** の『黒人のエンパワメント—抑圧された地域社会におけるソーシャルワーク』の中で使われ始めたのが最初とされている。**エンパワメント**とは，かつてよく用いられたワーカビリティの同義語や，ソーシャルワーカーの援助能力を示す語ではない。クライエントに内在する力や成長力を引き出すための，クライエントとソーシャルワーカーの協働作業を指す。(2-35, 6-31)

☐ **エンパワメント**は，精神障害者に「力を付与させること」を意味するので，精神保健福祉士がクライエント自身の問題理解や問題解決能力を信頼し，平等なパートナーとして援助していくことが求められる。**エンパワメント・アプローチ**の視点は，精神障害者を抑圧された被害者としてだけでなく，抑圧に打ち勝っていく者としてみる。(3-64)

☐ **エンパワメント・アプローチ**では，クライエントの問題解決能力を高めるため，援助者はクライエントを信頼し，計画づくりの主体となれるような援助関係を築く必要がある。クライエント自身の問題への理解力や，問題解決能力に信頼を置いていることを伝えることが大切である。(4-58)

☐ 精神障害は疾病と障害の併存がその特徴であるが，精神保健福祉士の**エンパワメント・アプローチ**では，利用者の個別で独特な病理に焦点を当てるのではなく，その人の健康さや強さに目を向けた視点が必要である。(5-56)

☐ **エンパワメント・アプローチ**において，クライエントが問題解決に成功するためには，クライエント自身がもっている力を十分に発揮できる環境づくりが重要である。そして失敗が予想される課題であっても回避せず，あくまでクライエントの問題解決能力を信じ，その意志を尊重するとともに，クライエント自身が経験し学んでいくことが大切である。(4-58)

☐ **エンパワメント・アプローチ**では，地域を問題解決の場としてとらえ，地域に潜在する資源を開発し，活用することが大切である。(5-56，11-61)

☐ 精神保健福祉士の**エンパワメント・アプローチ**では，無力化されていた利用者のパワーを増強するように，精神保健福祉士がクライエントと対等なパートナーとなり，自らの生活課題に取り組んでいく可能性を信じ，共に課題を整理していかなければならない。(5-56)

☐ **エンパワメント・アプローチ**における精神保健福祉士の役割は，具体的な資源や情報を収集して提供すると同時に，人権擁護の視点ももつ。クライエントが環境とのよりよい相互作用を行う能力について，主体的に増進するよう支援する。(3-64)

☐ **エンパワメント・アプローチ**では，利用者本人が疾病や障害を受容し，彼らが本来もっている強さや権利認識が意識化できるよう，共に方向性を探り，後押ししていく援助が基本となる。クライエント自身が本来もっている力を取り戻すこと，そのための社会的な障壁を取り除くことの両面に焦点が当てられる。(7-54，9-51)

☐ 精神障害者の個別化は重要であるが，グループによる**エンパワメント・アプローチ**も，本人を取り巻くシステム変化を求めるような動機づけをするのに有用な方法である。(3-64)

☐ **エンパワメント・アプローチ**に基づく支援では，利用者の自尊心の増強を支援する。利用者の課題解決に向けて社会の変革を進める。利用者に必要な社会資源を開発する。利用者同士の連帯感を高めるとともに，個人の健康さや強さに着目する。(11-61)

☐ **エンパワメント・アプローチ**の援助過程は，①基本的な生活のニーズの充足が主要な段階，②新しい知識やサービスのアクセスの欠如を認識する段階，③自己の置かれている差別や搾取の構造を意識し，変革に向かうことを意識化する段階，④積極的に変革のために社会活動に参加する段階，⑤エンパワメントが進むなかで得たパワーのコントロール（権力行使）の自由な選択が可能になる段階の5つのプロセスをたどる。(9-51)

☐ **エンパワメント・アプローチ**は，国際ソーシャルワーカー連盟による「ソーシャルワーク専門職のグローバル定義」（2014年）にも考え方が取り入れられている。(9-

❏ **ストレングスモデル**とは，**ラップ，C. A.** が提唱したもので，弱点の矯正や修正に向かうのではなく，当事者の強みや力（長所）に依拠し，リハビリテーションでの支援を展開しようとするモデルと考えられている。(18-37)

❏ 精神障害は疾患と障害の共存が特徴であるが，**ストレングス視点**では，利用者の抱える問題発見に焦点を当てるのではなく，利用者本人のもっている強さ，生きる力に着目した支援を行う。(6-59)

❏ 精神保健福祉士の**ストレングス視点**による支援は，利用者の自己決定に基づいて介入を行うことが重要である。**ストレングス視点**では，重い精神疾患を有する者でも，学習し，成長し，変化し続けることができると考える。また，**ストレングス**の 4 タイプとは，①個人の性質・特性，②才能・技術，③環境，④関心・願望をいう。(6-59, 10-60)

❏ 精神障害者の**リカバリー**を促す精神保健福祉士のかかわりは，治療内容や，それに伴うリスクと有益さを十分に説明することが主ではなく，病気や障害によって失ったものを回復して希望を取り戻し，目標に向かって主体的に人生を歩んでいく過程を支援することである。(9-62)

❏ **リカバリー**とは，保健福祉領域において精神疾患との関連で 3 つの意味に使い分けて理解されている。1 つは伝統的使用で「病気が治ることであり，元に戻ること」をいう。2 つ目のとらえ方は，「病や障害に挑戦し，自分の人生を取り戻そうとしている過程」である。また 3 つ目に，「専門家，専門機関など社会環境に対する見方」を言い表すことがある。(18-37)

❏ **リカバリー**とは，病気や障害を抱えながらも社会的に再生することである。(12-67)

❏ **レジリアンス**（resilience）とは，人間に潜在的に備わっている復元できる力のことである。人はダメージを受けても，行動や感情，認知を変え再形成する可逆性を意味する。(10-60, 12-67)

❏ **レジリアンス**（resilience）とは，人はダメージを受けても，行動や感情，認知を変え再形成する可逆性を意味する。(10-60, 12-67)

❏ **パートナーシップ**とは，利用者と専門家との対等な関係性のことである。(12-67)

❏ **コーピング**とは，状況によって引き起こされるストレスを減らす方法のことである。(12-67)

❏ **メンバーシップ**とは，孤立した人が地域の一員として帰属していくことを志向することである。(12-67)

❏ **ソーシャルインクルージョン**は社会的包摂ともいわれ，社会的に孤立・排除されてい

る人々を包み込み，誰もが排除・差別されない社会を創るという考え方である。その例として，施設開設の準備会の役員に，地域組織の代表の参加を依頼するなどがあげられる。(22-48)

☐ **精神保健福祉相談員**は行政の**自殺対策推進計画**に基づいて，児童生徒など若年層への自殺予防的取り組みの強化として，教師を対象とした，**ゲートキーパーの養成研修**を開催することや，**メディア・リテラシー教育**とともに，情報モラル教育及び違法・有害情報対策に協力するなどの提案を行う。(23-37)

5 ┃ 精神障害者の人権と尊厳

☐ **インフォームドコンセント**では，自らの価値観と人生の目標に基づいて，患者は医療の内容を決める権利を有していると考え，患者が医師から治療の具体的な内容や危険性，副作用を十分に説明され，納得して治療を進めることが重要とされる。医師が検査内容や自分の考える治療法を説明し，医師の指示に従うように説得することを意味するものではない。(1-34，5-34)

☐ **インフォームドコンセント**において，家族の果たす役割は大きいが，それは患者の**プライバシー**と**主体性**を損なわないことが前提となる。インフォームドコンセントの例外として，緊急に必要な場合に限り，身体的拘束や非自発的隔離を行うこともやむを得ないとされているが，こうした場合，その理由を患者に説明することに努めるとともに，診療録に明記する。(1-34，5-44)

☐ **インフォームドコンセント**が十分に行われたうえで始まった治療でも，患者は治療を拒否し，中止する権利をもっている。(5-44)

☐ **インフォームドコンセント**は，医師が患者に適切と思われる治療・検査方法について十分時間をかけて説明し，患者がその説明を理解し，同意・選択をする過程である。(1-34，5-34，8-33)

☐ **インフォームドコンセント**の考え方は，ナチスドイツの行った人体実験を裁いた**ニュルンベルグ裁判**でも指摘され，1964 年の世界医師会の「**ヘルシンキ宣言**」の中でまとめられたもので，医師が患者に適切と思われる検査や治療の方法についての説明を十分に時間をかけて行い，検査や治療の同意を得るプロセスである。(10-32，11-33)

🖉「ヘルシンキ宣言」は 1964 年 6 月の WMA（World Medical Association, 世界医師会）総会で採択された。

☐ **インフォームドコンセント**は，「**ヘルシンキ宣言**」（ヒトを対象とする医学研究の倫理的原則）の中で述べられている。精神障害者とのかかわりでは 1991 年「**精神疾患を有する者の保護及びメンタルヘルスケアの改善のための諸原則**」の中の原則 11-6「患者のインフォームドコンセントなしに治療計画を実施するための条件規定」がとくに重要である。(11-33)

□ 遺族から診療録の開示請求があった場合，死者の情報については「個人情報保護法」に基づく必要はないものの，「医療機関等における個人情報保護のあり方に関する検討会」の指針に従い開示手続を支援する。(8-51)

□ 1991年に，国連総会は，精神科医療の乱用を防止するために守るべき基準として，「**精神疾患を有する者の保護及びメンタルヘルスケア改善のための諸原則**」（国連原則）を決議した。この原則は，精神障害者の人権の保護を目的としたものであり，基本的な自由と権利，治療の同意等について，その原則を示したものである。この原則は国連加盟国が守るべき基準を示す「決議」であって「条約」ではないため，加盟国がこの原則に違反しても国際法違法とはならない。(3-37，4-37，5-32，7-32)

□「**国連原則**」の原則3では，「精神疾患を有するすべての者は，可能な限り地域において生活し，働く権利をもつ」としている。また原則10では，「投薬は，患者の最良の健康ニーズを満たすものであり」「罰として，または他者の便宜のためには決して用いられてはならない」としている。(2-32，6-54，9-31，11-31，12-37)

□「**国連原則**」の原則1では，「精神疾患を有する者，または精神疾患を有する者として治療を受けているすべての者は，人道的かつ人間固有の尊厳を尊重して処遇される」「すべての者は保健と社会ケアシステムの一部である，もっとも有効な精神保健ケアを受ける権利をもつ」と示している。(12-37)

□「**国連原則**」の原則7では，「すべての患者は，自らの文化的背景に適した治療を受ける権利をもつ」としている。(6-54，12-37)

　✎「すべての患者は，出来る限り，自らが居住する地域で治療を受け，ケアされる権利を持つ。治療が精神保健施設で行われる場合，患者は，可能なときはいつでも，自らの家庭または自己の親族，もしくは友人の家庭の近くの施設で治療される権利，およびできるだけ早期に地域に戻る権利をもつ」（原則7）（広田伊蘇夫，永野貫太郎訳より抜粋）。

□ **生活の質（QOL）**の向上は，障害者一人ひとりが生活のあり方を自らの意思で決定し，生活の目標や生活様式を自分で選択できることが前提である。(4-33)

□ 個人情報の取り扱いにおいて，「**個人情報保護法**」によれば，本人から委任された代理人がいれば，その者が法定後見人ではなくても，診療録の開示請求に応じなければならない。(8-51)

□ 精神病を理由とする資格制限等の**欠格条項**は，1993（平成5）年の精神保健法の改正を契機に見直され，その後，栄養士，調理師，理容師等についても，精神病が**絶対的欠格事由**から**相対的欠格事由**へと緩和され，栄養士，調理師，製菓衛生師については欠格条項が廃止となった。(4-37)

　✎柔道整復師，理美容師，理学療法士，作業療法士，あん摩マッサージ指圧師，鍼灸師等については相対的欠格事由となっている。

☐ 疾患への対処のみではなく，障害を抱えた人の生活能力の改善を目指すことは**精神科リハビリテーションの基本原則**である。(6-21)

☐ 地域で普通に暮らすことを目的とするので，本人の了解を得たうえで近隣の人々の協力を求めることは**精神科リハビリテーションの基本原則**である。(6-21)

☐ **精神科リハビリテーションの基本原則**のうち，**当事者参加の原則**とは，リハビリテーションのあらゆる過程に当事者が主体的に参加できるよう配慮することで，目標や評価の共有も含まれる。(9-21)

☐ **精神科リハビリテーションの基本原則**のうち，**個別性の重視の原則**とは，個別的ニーズに応じた方法で援助することで，プログラムを施行する場合においても個別性に配慮した働きかけを行うことである。(9-21)

☐ **精神科リハビリテーションの基本原則**における**疾病の管理**と**再発防止の視点**とは，疾病を管理して再発を防止することがリハビリテーション遂行のうえで不可欠という考えである。(9-21)

☐ **精神科リハビリテーションの基本原則**のうち，**包括的アプローチの原則**とは，生活技能を改善することと生活障害を補う環境の整備やその適応のために，包括性（多面性，同時性，相補性，整合性）を考慮することである。(9-21)

☐ **精神科リハビリテーションの二大介入**とは，当事者の技能開発と環境的支援開発である。(15-40，18-38)
 ✐ 精神科リハビリテーションの理念は，精神障害者の全人間的復権であり，精神障害は日常生活や社会生活のあらゆる側面に影響を及ぼすため，あらゆる側面に対応する支援を多面的かつ包括的に行う必要がある。評価・訓練の目標は，日常生活動作（ADL）も含めた生活能力の改善，つまり，精神障害のある個人の能力改善と社会的環境の改善が焦点となる。

☐ **精神科リハビリテーションのアプローチ**は，個人の社会的能力や環境などさまざまな問題が障害と絡み合っているので，**多面的アプローチ**が重要である。(2-22)

☐ **精神科リハビリテーション**における**チームアプローチ**では，チームの構成員である各専門職がそれぞれの視点でモニタリングを行い，その結果を共有することが求められる。(21-40)

☐ **精神科リハビリテーション**における地域ネットワーク形成の目的に，新たなニーズに対応するための**社会資源の創出**がある。(22-46)

☐ **地域に根差したリハビリテーション（CBR）**とは，1994年にWHO, ILO, UNESCOにより示された合同政策方針のことである(21-41)

✏️ 精神科リハビリテーションの基本原則

❶精神科リハビリテーションの最大の焦点は，精神障害を抱えた人の能力を改善することである。
❷当事者からみた場合，精神科リハビリテーションのメリットは必要とする環境における自らの行動が改善されることである。
❸精神科リハビリテーションは，さまざまなテクニックを駆使するという意味で臨機応変である。
❹精神科リハビリテーションの焦点は，精神障害を抱えた人の職業上の予後を改善することである。
❺希望は，精神科リハビリテーションの構成要素として不可欠である。
❻熟慮したうえで当事者の依存度を増やすことが，究極的には自立につながることがある。
❼当事者のリハビリテーションには，本人を参加させることが望ましい。
❽当事者の技能開発と環境的支援開発が，精神科リハビリテーションの二大介入である。
❾長期の薬物療法はリハビリテーション介入の要因として必要条件となることが多いが，十分条件であることはまれである。

資料：W. アンソニー他著，髙橋　亨他訳『精神科リハビリテーション』マイン，1993，p.75.

☐ **ディーガン，P.** が述べる**リカバリー**とは，新たな目的を再構築することであり，さらに，課題に立ち向かうことが求められるものである。(22-39)

☐ **リカバリー**は，疾病を被った当事者が人生の意義を再発見していくプロセスで，地域再定住の支援はその一つである。(7-27)

☐ **エンパワメント・アプローチ**は，当事者の自己決定の能力や主張性を高めるプロセスである。(7-27)

☐ **社会的リハビリテーション**は，地域生活に密着した包括的な援助活動である。(7-27)

☐ **社会的リハビリテーション**におけるアセスメントの段階では，利用者が活用できる資源を特定しておく必要がある（資源評価）。(22-40)

☐ 世界保健機関（WHO）は，**リハビリテーションの4側面**（医学的・教育的・職業的・社会的手段）を併せ，かつ調整して用いることとしている。(11-27)

☐ **職業リハビリテーションのプロセス**における**インターベンション**の例として，就労移行支援事業所では，就職を希望する利用者に同行しハローワークで求職登録を支援することがある。インターベンションとは，利用者と社会資源を結びつける段階で行われる**介入**を意味する。(20-39)

☐ 1963年，アメリカでは**ケネディ大統領教書**により脱施設化が打ち出され，大規模な州立精神科病院が閉鎖された。地域にアフターケアの体制もないために入退院を繰り返す「回転ドア現象」が生じた。(11-24)

☐ 1990年代，ニューヨークの**ファウンテンハウス**は，精神科病院から退院した患者等が地域に集まるソーシャルクラブである。(11-24)

☐ ICIDH（国際障害分類）に連動して作成された障害の評価尺度に，**DAS（精神医学的能力障害評価面接基準）**がある。(6-27)

☐ ICF（国際生活機能分類）の「生活機能と障害」は，①心身機能・身体構造，②活動，

③参加の３つの次元，および環境因子・個人因子で構成されている。(7-23, 10-21)

❏ ICF では，生活機能に関するものに「参加制約」がある。(10-21)

❏ ICF の「活動」と「参加」は，活動と参加が実際に行われている実行状況と能力という２つの基準によって評価される。「活動」「参加」を用いることで肯定的側面を強調した。(10-21, 14-32)

❏ ICF の「機能障害（構造障害を含む）」には，身体構造上の問題が含まれている。(10-21)

❏ Rehab（Rehabilitation Evaluation Hall and Baker, **精神科リハビリテーション行動評価尺度**）は，イギリスのベーカー, R. らが開発した尺度であり，退院の可能性を測るものとされており，大項目として全般的行動と逸脱行動の２つでチェックしている。(6-27, 12-24)

❏ LASMI（Life Assessment Scale for the Mentally Ill, **精神障害者社会生活評価尺度**）には，日常生活，対人関係，労働または課題の遂行，持続性・安定性，自己認識の５つの下位尺度がある。(6-27, 7-23, 12-24)

❏ PANSS（Positive and Negative Syndrome Scale）は，過去１週間の統合失調症の症状を陽性症状７項目，陰性症状７項目，総合精神病理 16 項目に基づき評価する。陽性陰性症状評価尺度をいう。(12-24)

❏ BPRS（Brief Psychiatric Rating Scale）は，会話や行動を観察することによって思考の内容などの精神症状を評価するもので，簡易精神症状評価尺度をいう。(12-24)

❏ GAF（Global Assessment of Functioning）は，身体的（または環境的）制約による機能の障害を除き，心理的，社会的，職業的機能を評価し，その人の社会生活の全体機能を大まかに示す尺度である。過去１カ月の精神症状を認めない状態を 100 として「自傷他害の危険」「最低限の身辺清潔維持ができない」「自殺の可能性がある状態」を１点とし 10 点刻みで精神症状を含めた社会生活の全体機能を評価する。(12-24, 13-24, 15-41)

❏ 自宅から通える就労移行支援事業所を利用できるように援助することは，就職を希望するクライエントの**リハビリテーション計画**における**資源調整**にあたる。(18-39)
　🖉 精神科リハビリテーションのプロセスでは，技術開発（クライエントが潜在的にもっている力に働きかけ，社会資源を主体的に利用できるようなエンパワメント）と社会資源開発をもってアプローチする。社会資源開発の一つに，既存の社会資源とクライエントを連結する「**資源調整**」が位置づけられている。

❏ 入院後間もない時期の患者に対しては，**リハビリテーション**の開始について，本人の希望を優先させる。(17-40)
　🖉 実施計画はクライエント本人の希望を中心に作成しなければならない。生活とは，生活主体であるクライエントの主観に基づいて営まれるものもある。

✏️ **LASMI（精神障害者社会生活評価尺度）**

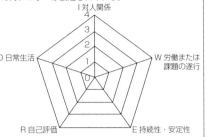

Life Assessment Scale for the Mentally Ill
　慢性期にある統合失調症患者の生活障害を包括的にとらえることを目的として開発された尺度をいう。生活障害を実践的なモデルに基づいてとらえるために，5つのカテゴリーが設定されている。
❶日常生活（Daily living 12項目）
❷対人関係（Interpersonal relation 13項目）
❸労働または課題の遂行（Work 10項目）
❹持続性・安定性（Endurance and stability 2項目）
❺自己認識（Self-recognition 3項目）
　これらはレーダーチャートを用いて各カテゴリーにおける平均点を記していくもので，0点から4点まで数値化し点数が高いほど技能が乏しいことを意味する。

（レーダーチャート：I 対人関係，W 労働または課題の遂行，E 持続性・安定性，R 自己評価，D 日常生活）

☐ 精神保健福祉士は，「健康保険法」に基づいて精神科を標榜する医療機関が行う**精神科訪問看護・指導**に単独で従事し，診療報酬に算定できる。(9-36)

☐ **ストレングスモデル**では，一義的には，その人の強さ，関係性，そしてその人の希望に焦点を置く。(10-60)

☐ **精神科デイ・ケア**は，メンバーの社会関係の広がりを目指し，地域資源の活用を視野に入れた支援を展開する。(17-41)
　✏️ 精神保健福祉士は，ストレングス視点に基づき，地域にある多様な社会資源を，メンバーと共に発見，活用し，彼らの社会関係の広がりを目指す。

☐ **精神科デイ・ケア**において，受け入れに際しては，本人の利用希望を前提とするため，インフォームドコンセントが不可欠である。精神科デイ・ケアのさまざまな活動プログラムでは，グループワークの援助技術を活用しながら実施されることが多い。(2-60，3-63)

☐ **精神科デイ・ケア**における運営の中心的方法は，言語を媒介としたミーティングを含め，グループで行うさまざまな媒体を利用したグループワークにある。スタッフの役割は，グループの構成員を常にグループ活動に参加しながら観察し，グループのもつ治癒力・回復力を最大限に引き出していくことである。(3-63)

☐ **精神科デイ・ケア**においてグループが葛藤状態に陥ったときには，問題を明るみに出すことによってグループに一層の混乱を生じさせることが懸念されても，個別面接のみ問題解決を図るべきではない。(3-63，17-44)

☐ **精神科デイ・ケア**においては，グループワークを通して，精神障害者の機能障害や能力障害の回復を目指すとともに，これに関連する環境の改善に取り組む。また，精神障害者の生活問題に対して，他職種と連携しながら，グループワークの視点から心理社会的な介入を行う。(4-55)

☐ **精神科デイ・ケア**における**リワークプログラム**では，グループワークで，職場の人間

関係の課題が再現された場合に気づきを促す。(23-39)

☐ **精神科デイ・ケア**においては，グループの規則や決まり事などをつくることも状況に応じて必要であるが，精神障害者一人ひとりの主体性を尊重する。個々の精神障害者だけでなく，グループ全体の様子や変化，スタッフの連携の様子などを観察し，吟味する。(4-55)

☐ **精神科デイ・ケア**においては，プログラムを計画する際には，できることとできないことを明確化するなど，現実検討を行う。(4-55)

☐ **精神科デイ・ケア**においては，**バウンダリー**は，グループを親密で安心できる雰囲気に保つためにスタッフが活用する前提条件である。(7-66)

☐ **精神科デイ・ケア**での**チームアプローチ**では，利用者の出席確認，日誌の記入，個別担当などスタッフの役割を固定化せずに，状況に応じた運営が大切である。精神保健福祉士の役割は，精神障害者の生活困難の社会的背景を明らかにし，社会資源の活用を通じて，他の援助者と共に問題解決を図ることにある。(5-61)

☐ **精神科デイ・ケア**では，メンバー自身の課題の解決につながるような機会があれば，プログラム以外の場面でも，積極的に活用するよう提案する。個々人の積極的な参加とグループの自主性を尊重するが，時に，「**制限**」という介入を活用することも有効である。SST が生活指導のプログラムとして取り入れられていることもある。(7-66)

☐ **SST（社会生活技能訓練）**は，**リバーマン, R. P.** らが，精神科リハビリテーション技法における実践的な研究を紹介して広がった，精神障害者の行動と認知の改善を図る治療技法の一つである。認知行動療法による生活技能の訓練を行うことで，社会での上手な暮らし方の実現を目的としている。(4-66, 10-60, 14-62)

☐ **SST** は，生物学的な脆弱性，環境からのストレス，対処技能などの因子を重視し，精神障害者本人の関心と生活上の課題に対応した訓練目標を設定する。その際，精神障害者の主体性を尊重し，指導者との共同作業として進める。(1-54)

☐ 医療機関において **SST** は，患者としての役割を意識づけるための機会ではなく，社会の中で適切かつ効果的な行動ができるようになることによって，生活の質が向上していくことを目的として活用する。(12-65)

☐ **SST** は，グループで自然に表現されているメンバーの生活技能をみることによって，継続的に社会生活技能を評価できる。メンバーの訓練のために用いられるので，精神保健福祉士の主導で進めるのではなく本人の希望に沿うことが必要である。参加しているメンバーが「パス」できるというルールがあることを示す。(4-66, 5-64)

☐ **SST** では，ウォーミングアップでグループでの緊張をほぐし心の準備をする。練習課題に取り組む際に**モデリング**を行い，改善点を明確にする。しかし，できているところに注目する視点が大切であるため，グループが慣れた段階で，メンバーが相互に評

価することをルール化することはない。(12-65, 14-63)

☐ SST は，練習したことを生活場面で実行できるように宿題を課す。基本訓練モデルでは，参加者が希望する練習課題を取り上げ，グループ内で練習し，実生活場面の中でのチャレンジ課題として宿題を決めるため，メンバーより主体的に練習課題が出ない場合に，宿題を課して終了することはない。単なる対処技能の開発ではなく，メンバーの生活の希望を引き出す視点が欠かせない。(5-64, 12-65, 18-40)

☐ SST や回想法のグループは，治療的なグループと考えられる。SST では，メンバーの変化に焦点が当てられ，**ロールプレイ**などが行われる。(6-57)

☐ SST の基本訓練モデルで個々人の練習場面を設定する場合，参加者全員が共通に練習できる内容にする必要はない。参加者一人ひとりが改善したいと考えている課題をあげ，そのセッションにおける訓練課題を決定していく。(8-65, 18-40)

☐ SST では，個々人の人格，そして自発性と創造性を尊重し，本人の意見を引き出す努力をする。毎回のスタッフの振り返りでは，参加者からの正のフィードバックが得られるように，心がけ，セッションの進め方や次回の打ち合わせ等を行う。(8-65, 9-65, 18-40)

☐ **認知行動療法**は，人間は自分自身の認知や行動を変容できる存在であるとし，感情や行動等を自らコントロールし，課題を解決していく力を身につけることを目的とする。(15-42)
　🖉 認知行動療法では，自己洞察を深め，認知と行動の改善を促進するトレーニングを重視する。

☐ 統合失調症の**家族心理教育**は，正しい知識や情報を伝える「情報提供」と，諸問題・諸困難に対する「対処技法の習得」で構成される。家族の社会的孤立状態の解消を図り，家族の感情表出が，回復や再発に影響を与えることを説明する。(18-44)

7 ｜ 相談援助の過程

☐ **インテーク**での利用契約では，事前に当該機関・施設が提供できるサービスを説明して，利用意思を確認する。(4-54, 17-42)

☐ **インテーク**の主たる目的は，治療歴や現在の精神状態を正確に把握し，クライエントを取り巻く環境も視野に入れたインテークによってアセスメントすることにある。友人や同僚などとのインテークでは，本人の状況把握とともに，来談者の主訴，来所理由，来所経路などを把握する。(4-54, 15-44)

☐ 家族との**インテーク（受理）**では，本人の病状や精神状態について，家族の訴えた内容からだけではなく，クライエントの情報を大切にして，専門的に判断する必要がある。(4-54)

☐ 精神科医療機関の精神保健福祉士が行う**インテーク**においては，患者と信頼関係を形成する。(17-39，18-41)

☐ **インテーク**では，利用者自身が問題ととらえていることに耳を傾け，直面している生活問題やニーズについて明確にする。(8-64)

☐ **インテーク**では，利用者と出会う最初の局面では，問題の所在を明らかにするために客観的な情報の収集に焦点化するのではなく，基本的には相手が緊張せずに相談でき，自分や家族のことを話せる雰囲気づくりをすることが大切である。また，所属する施設・機関より別な施設・機関のほうが適切な援助を行うことができる場合には，相手先の施設・機関と連携をとり委託する。(8-64)

☐ 相談援助の**インテーク段階**において，相談機関が対応可能かどうかを判断する方法として，**スクリーニング**がある。(21-42)

☐ 相談援助の**プランニング段階**とは，ニーズを充足するためのさまざまな社会資源を検討し，それらの活用を考える段階をいう。(21-43)

☐ 就労支援における**初回面接**では，クライエントの作業能力・適性を評価するのではなく，本人の希望や就労イメージなどを話してもらうなかで，まずはクライエントの気持ちを受容し本人の主訴および課題に関する情報収集と明確化を行う。(12-61)

☐ **契約**は，この援助過程が終結するまで継続しなければならないというものではなく，また途中で必要に応じて契約を変更する場合も，担当者を代えた新たな援助過程として始めなければならないというものではない。(8-64)

☐ **アセスメント**（事前評価）は，適切な援助計画を立てるための前提である。アセスメントでは，利用者本人の情報を重要視し，家族や周囲の人々，関係機関のスタッフなどから収集した客観的な情報をもとに総合的に把握・評価していく。利用者本人のニーズや動機を受け止め，願いや夢を見出し，得意分野や対処能力などを把握することが必要である。クライエントと向き合いながら意思や考え方を確認し理解するなかで，家族の協力態度など包括的に評価する。精神保健福祉士としての経験や知識による臨床的直感を大切にしながら，**アセスメントシート**によって評価する。(1-55，3-65，10-62，15-44，16-39，17-42)

☐ 精神保健福祉士が行う**アセスメント**のひとつに，利用者の状況を把握し，社会資源の精査をすることがある。(23-41)

☐ **アセスメント**では，クライエントの生活上の家族関係や地域生活支援の援助関係，社会資源に関する情報についてのかかわりや状況を適切に把握するために，**エコマップ**が活用される。(1-55)

☐ **アセスメント**では，家族関係を，家族歴や生活周期（ライフサイクル）により，時間的な経過を踏まえ客観的に把握するために，**家族関係図（ジェノグラム）**が活用される。(1-55，16-39)

✎マッピング技法

エコマップ （生態系図・生活関係図）	ハートマン, A. による。利用者・家族システム・社会資源等の相互関連状況を明らかにするもの。
ジェノグラム （家族関係図）	ボーエン, M. による。世代関係図ともいい，3世代以上の拡大家族内での相互作用や連鎖性を発見するもの。
ファミリーマップ （家族図）	現在の家族成員にみられる問題状況を図式化し，家族のもつ病理性等を明らかにするもの。

☐ **マッピング技法**における**エコマップ**は一般システム理論と生態学的理論の知見を取り入れながら，**ハートマン, A.** によって考案された図式法である。(10-58)

☐ **マッピング技法**における**ジェノグラム**は，3世代以上の家族の人間関係を図式化したものであり，世代関係，家族の出来事，職業，家族の離散，役割取得などが含まれる。(10-58, 12-56, 20-40)

☐ **マッピング技法**における**ファミリーマップ**は，家族成員の間にみられる葛藤，情緒的な結び付き，力関係などの複雑な状況を家族図の中に表す図式法である。(10-58, 12-56)

☐ **マッピング技法**における**ソーシャルサポートネットワークマップ**は，特定個人がどのようなソーシャルサポートを得ているかを図示したものであり，**マグワイア, L.** によって開発された図式法である。(10-58)

☐ **タイムライン**は，ライフイベントなどを記載するもので，時間軸で利用者の変化を把握できる。(12-56)

☐ **ソシオグラム**では，利用者が属する集団の人間関係あるいは集団構造が把握できる。(12-56)

☐ 精神保健福祉援助過程における**援助計画（プランニング）**では，利用者の具体的な問題解決のための，目標設定と終結までの手順を描いていく。(4-53, 17-42)

☐ **プランニング**では，利用者や精神保健福祉士との関係のみならず，地域や関係機関等の社会資源を視野に入れた援助計画を立てる。(3-65)

☐ 専門職チームとしての計画を決定した後に利用者の参加を促すのではなく，当初から利用者の**主体的参加**を促し，共同作業のなかで計画を立て，合意を得ることが前提である。(4-53)

☐ 精神保健福祉士は，地域や施設・機関を視野に入れたうえでの，実行可能な展開過程を**プランニング**する。援助過程における計画の段階では，精神保健福祉士と利用者の役割や責任について，相互に明確化しながら確認する。(4-53)

☐ **リファーラル（referral）**とは，患者の希望する支援に対してサービス提供機関へつなぐことである。(22-42)

☐ **アドヒアランス**とは，患者が積極的に治療方針の決定に参加し，主体となって治療を受けることをいう。(22-47)

☐ 精神保健福祉士が行う具体的な支援を**インターベンション（介入）**という。インターベンションは，原則クライエント本人と共に立案した支援計画に基づき実施される。(17-42)

☐ 精神保健福祉士による**介入**においては，利用者のニーズを把握すると同時に，利用者を取り巻く環境も把握したうえで介入する。(10-59)

☐ 精神保健福祉士が行う精神障害者への**危機介入**は，いかなる場合にも，まず本人に接触（面談）する努力が必要であり，家族や関係機関との話し合いをする場合も，本人の意思を確認したうえで情報を収集することが大切である。また，即断が必要となる場合が多いが，人権に配慮した慎重な介入が求められる。(6-56)

☐ 精神保健福祉士による**介入**では，利用者自身が利用可能な社会資源を理解し，活用できるように支援する。利用者の病状変化を敏感にとらえることも必要であるが，病理的な側面だけではなく，利用者がもつ強さや健康的な面などを大切にし，それらを最大限生かす援助が大切である。(5-66)

☐ 精神保健福祉士による**介入**では，個人の問題として直接的にとらえるとともに，社会的な視野をもって間接的に環境にも働きかける。利用者の失敗を回避するために強いリーダーシップを発揮することは適切ではない。(5-66)

☐ 症状の悪化という危機的状況での精神保健福祉士の**介入**においては，精神保健福祉士が自らの専門性に基づいて判断して介入するのではなく，医師やその他のスタッフと連携してチームで情報を共有し，支援することが求められる。(10-59)

☐ 精神保健福祉士による**介入**を行った結果，効果が出ていないと判断できる場合は，**スーパービジョンやコンサルテーション**を受けるようにする。(10-59)

☐ **インターベンション（介入）**では，多様なアプローチの中から選択したり，状況に適した方法を組み合わせる。(3-65)

☐ 精神保健福祉士が行う精神障害者への**危機介入**では，「複雑困難事例」と認知し，危機的な介入が必要な場合においても，孤立と不安な状況にある精神障害者の気持ちを大切にできるよう，可能な限り時間をかけて必要かつ最大限の努力を行う援助が求められる。医療が必要な場合は，納得して受診できるよう，異常体験等を受容し，自分が援助者であるサインを送り続け，「危機の中の信頼関係」を得るように努力する。(6-56)

☐ **退院後生活環境相談員**（精神保健福祉士）は，精神科病院退院に向けた意欲の喚起や相談支援，地域生活のための**クライシスプラン**の検討などの業務を行う。(21-37)

☐ **課題中心アプローチ**は，クライエントの有する問題の中から当面取り組む解決可能な

課題を設定し，その課題解決のための行動を明確にして計画的に実行していく方法である。(15-45)

☐ **危機介入アプローチ**は，ソーシャルワーカーが主導性を発揮して支援を行い，クライエントが陥っている危機に直接介入してクライエントの対処能力を高める方法である。(15-45)

☐ **ナラティブアプローチ**では，クライエントが語る物語を尊重するため，ソーシャルワーカーは自らの主導性を発揮しにくい。(15-45，18-49)
　✎ ナラティブアプローチは，ポストモダンの考えから生まれたもので，クライエントが構成する物語（ドミナントストーリー）を，問題の外在化，パートナーシップ，協働の手法を用いて，援助者がクライエントと一緒に新たな意味を見出す物語（オルタナティブストーリー）として創造していくものである。

☐ **行動変容アプローチ**は，学習理論に基づくアプローチで，クライエントが解決したいと考えている行動に焦点を当てる。(15-45)

☐ **心理社会的アプローチ**は，クライエントが自らの心理的側面と社会的側面の両面を認識する過程を通して，自らのニーズを満たしていくことを支援する方法である。(15-45)

☐ **エンパワメント・アプローチ**では，自尊心を高める過程を支援する。(15-46，18-49)
　✎ 主体はクライエントであり，ソーシャルワーカーは，パートナーという立場でクライエントと協働しながら課題に取り組む。クライエントと共に行動・体験することを通して彼らのもつ潜在的な力を発見し，新しい力を獲得することを支援する。

☐ **モニタリング（評価）**は，支援過程の途中において実施される評価で，支援の継続や見直しを目的に実施される。精神保健福祉士および関係施設・機関などが，各自の専門的視点に基づいて行い，利用者と共に問題解決の過程を評価する。一方的に総合的結果だけが利用者に伝えられることはない。(6-61，17-42)

☐ **モニタリング**では，利用者がもたらす主観的情報に耳を傾ける姿勢が重要である。計画どおりに展開していない，あるいは新たな問題が生じた場合は，その過程を終結するのではなく，再アセスメントやインターベンションの再修正をしていくことになる。(6-61)

☐ **モニタリング**では，利用者との共同作業の中で評価・検討する必要がある。また，これまで進めてきた援助過程が効果的な結果をもたらしているか否かに焦点を当て，評価・終結への判断を行う。(3-65，6-61)

☐ **エバリュエーション**は，クライエントを取り巻く社会的な支援ネットワークをどの程度拡充・向上させたかを総合的に評価する段階である。当初の計画がどれだけ達成されたかなど，**終結**にあたって支援の適切さや全体の評価を利用者と共に行うことをいう。(16-40，18-42，20-47)

☐ 終結を計画的に迎えるには，面接回数を少なくしたり，面接間隔をあけたりして，精神障害者が自立への不安を少なくするように配慮する。(5-53)

☐ 援助過程終結の時期の決定に際して，利用者である精神障害者の意思を優先することは大切であるが，その場合，利用者の不安感や喪失感により支援の必要性がなくなっているにもかかわらず，終結を迎えられなくなることもあり得るので気をつけなければならない。(8-61)

☐ 精神保健福祉士が取り扱う相談記録は，客観的事実と専門職としての判断について，それぞれの観点から記述する。利用者の利益を守るために援助者が自分の実践を事後評価する資料として使用される。(13-57)

8 | ケースワーク

☐ 直接援助技術におけるケースワークでは，利用者の問題解決能力や対処能力，エンパワメントが重要である。(6-62)

☐ 直接援助技術はケースワーク（個別援助技術）とグループワーク（集団援助技術）に分類され，デイ・ケア活動は後者にあたる。また，患者会・家族会の組織化，地域への啓発活動は，地域援助技術（コミュニティワーク）に分類される。(6-62)

☐ ケースワークでは，直接の問題解決を目標とするだけでなく，利用者の問題解決能力を高めること，潜在能力を引き出し，自己決定の範囲を広げることも大切である。(1-58，7-59)

☐ ケースワークやケアマネジメントでは，利用者個人に対して生活上のニーズを充足させるため，適切な社会資源と結び付ける。(8-66)

☐ 援助における面接は単なる会話ではなく，援助という目的をもった会話であり，専門的な対話でもある。ソーシャルワークにおける面接はその一つである。面接技法の習得によって，精神障害者のニーズを的確に把握する。(2-52，12-51)

☐ 電話を利用した相談も面接手段の一つであり，コミュニケーションにとって有用な道具である。(1-58)

☐ 面接では，論理的理解，合理的理解，言語的理解の把握が求められるが，面接の中で共感的理解を目指す態度は，基本的に不可欠なものである。(2-53)

☐ 面接では，クライエントの言葉を傾聴するだけでなく，その言葉を生活史の文脈で理解しようとし，その言葉に伴う感情にも焦点を当てる。構造化された面接ばかりでなく，構造化されない面接も適宜併用する。(3-68)

☐ 「直面化」ないし「対決 (confrontation)」は，被面接者の言葉や感情や行動等に表れる不一致を手がかりとして，意識化されていない内面の葛藤に直面化させ，新しい

面接の基本姿勢

傾聴	・クライエントが今の悩み，感情，考えなどを語れるように集中して話を聴くこと ・非言語コミュニケーション（感情や身振り）等に気を配り，相手の感情や状況を理解することが大切 ・問題解決になるように，発展させていくことを目指す
受容	・クライエントの気持ちや感情を受け止める ・あるがままのクライエントに接し，状況を理解する ・クライエントの話に応じてうなずきや言葉を添えていく
共感	・クライエントの心情に即して感じたり，理解する，共感的理解のこと ・共感とともに，冷静で客観的な態度や判断が必要
感情の明確化	・クライエントの感情や考えを明確にし，確認していくというやり方
支持	・クライエントの感情や考えを認め，精神的に支えること ・ソーシャルワーカーが支持し，励ますことでクライエントが次の段階に向かうことができる
自己決定の尊重	・クライエントを主体的にとらえ，自分の考えで決められるように援助すること ・クライエントが依存から自立への道を進むようにしていくことが大切

見方を探し出せるように援助する面接技法である。（3-68，5-63，17-43，18-43）

☐ 精神保健福祉士がクライエントに対して，話した内容の矛盾点を見定めて指摘することは**面接技法の直面化**である。（23-43）

☐ 「**励まし（encouraging）**」は，相手の話すことに耳を傾け，言語的または非言語的方法により，利用者が話を続けられるように促すときに用いられる面接技法である。（5-63，8-63，17-43，18-43）

☐ 「**感情の反映（reflection）**」とは，利用者がうまく表現できない気持ちや感情をくみ取り，整理して言語化する面接技法である。（3-57，12-54）

☐ **反復**とは，利用者が話した内容の中で重要な部分を繰り返す面接技法である。（12-54）

☐ 「**支持**」とは，相手の感情を，そのまま認めて**受容**したことを表明する面接技法である。（20-41）

☐ クライエントの話の内容を，主旨を変えずに援助者の言葉に翻訳・意訳して返す面接技法を，「**言い換え（paraphrase）**」と呼ぶ。（3-57，8-63，17-43）

☐ 「**閉ざされた質問（クローズドクエスチョン）**」とは面接技法の一つで，クライエントが「はい」か「いいえ」でしか答えにくい質問であり，援助を進めるうえで重要な事項を確認するときに用いる質問のことをいう。（3-57）
　　🖉 開かれた質問とは，質問された者が，尋ねられた話題について自由に答えられる質問である。

☐ 否定的な意味を肯定的なものに言い換えるなど，言葉の使い方によってある状況に新しい意味を与える面接技法を，「**リフレーミング（reframing）**」と呼ぶ。（3-57，8-57，12-54）

✏️ バイステックの7原則

個別化の原則	クライエントを1人の独自性をもった人間として理解し，個別に対応することが必要となる
意図的な感情表出の原則	クライエントがもっている感情をソーシャルワーカーが意図的に引き出し，自由に感情を表出できるように援助する
統御された情緒的関与の原則	ソーシャルワーカーは自身の感情を自覚することでクライエントの感情を適切に理解し，専門的な視点や立場から援助を行う
受容の原則	ソーシャルワーカーはクライエントの尊厳と価値をあるがままに受け止め理解し，クライエントの内面的な成長を促す
非審判的態度の原則	クライエントは自分自身の問題解決，自己実現を目指し支援を求めているので，ソーシャルワーカーは一方的に非難してはいけない
自己決定の原則	ソーシャルワーカーはクライエントの自己決定を尊重する。クライエントがサービス，社会資源を適切に利用できるよう支援をする
秘密保持の原則	ソーシャルワーカーは援助過程で知り得たクライエントの情報を漏らしてはいけない。他機関と共有する際はクライエントの了解を得る

☐ 「要約（summarization）」とは，話の流れが混乱してとりとめがなくなった場合などに，話が一区切りしたところで，話された内容や気持ちなどを整理し，クライエントの考え方をまとめて確認したり，系統立てて見直す面接技法である。(5-63, 8-63, 17-43, 18-43)

☐ 「沈黙（silence）」は，援助のプロセスの中で必要に応じて用いられ，クライエントの話を待つためや，考えをまとめたり，気持ちを集中させるときに必要な面接技法である。面接において抵抗による「沈黙」が長く続く場合は，話題を変えたり，沈黙の意味を探るなど，利用者の態度や感情を受け止めることが大切である。(2-53, 5-63)

☐ 「明確化（clarification）」とは，相手の話の中であいまいな点がはっきりするように，もう少し詳しく話すよう促す技法である。感情の明確化とはクライエントが語るいくつかの感情表現をまとめるものであり，クライエントが意識しているが言葉にはうまく表現できないでいる感情を，クライエントに代わって感じとり，伝え返していくものである。(8-63, 17-43, 18-43)

☐ 面接者にはサリバン, H. S. が述べたように，参与観察（クライエントに関与しながら観察すること）の態度が望まれる。つまり，面接における一つの重要な道具は，面接者自身であり，面接者自身の個性である。(1-58, 2-52)

☐ 精神保健福祉士の面接は，予約を取って面接室で行う場合もあるが，構造化されていないライフスペースインタビュー（生活場面面接）も，一つの面接形態として注目されている。例えば，廊下やカフェテリアにおける生活場面での比較的短時間の面接などが含まれる。(1-58, 2-52, 2-53)

☐ 精神保健福祉士が作成する記録は，援助に役立てるため専門的に記述するものであるが，その内容については，利用者にも自分に関する情報を知る権利があるので，開示しなければならない。記録の際は，文章による表現のみならず，図式化などの記録様式を考慮する。(3-59)

☐ 精神保健福祉士が記録を作成する際，利用者に関するあらゆる情報の記載は必ずしも必要とはいえない。そしてその記述の方法は，他の専門職と共有できるよう，誰が読んでもその内容が把握できるように配慮することが大切である。精神保健福祉援助では，記録に関する利用者参加の方法を工夫する。(3-59)

☐ 精神保健福祉士が用いる**相談記録**は，精神障害者やその家族など利用者へのよりよい援助を提供するためにある。そのほか，精神保健福祉士とその所属する援助機関の社会的責任を明確化し，支援機能を高める，援助の事実経過や根拠を証明する資料として，利用者の**アドボカシー（権利擁護）**に貢献する，現任者や研修生の教育訓練，有効な援助理論の確立など，教育と学問的発展にも寄与する，などがあげられる。援助記録は決して援助者個人の所有物ではない。(5-52)

☐ 面接時の応答の内容を正確に記述することは，客観的な情報として必要であるが，面接者が抱いた感情や推測も記録することは，必ずしも**記録法**の原則にはなっていない。(7-55)

☐ **相談記録**は，所属機関の社会的責任を果たしていくうえで欠かせないものであり，またワーカーの専門性を高めるために活用できる。(7-55)

☐ 個人記録だけでなく，集団記録にも**守秘義務**があることに留意する必要がある。(7-55)

☐ **ケースワーク（個別援助技術）**では，精神保健福祉士は，対象とされた問題が精神障害者の力によって解決されたと本人と精神保健福祉士がみなした場合には，**終結**と判断する。その際には，各種サービスの再利用ができることを確認して，再び受け入れることがあると伝える。(5-53)

☐ ケースワークにおける**感情転移**は，クライエントが援助者に対して抱く感情であり，主として幼年期の両親や重要であった他者との間で経験した感情を援助者に向けるものと考えられ，クライエントの対人関係における感情のもち方や表現の特徴などの理解に役立つことがある。**陽性転移**と**陰性転移**がある。(1-60)

☐ ケースワークにおける**感情転移**は，まずは受け止める必要があるが，援助者が1人で受け止められるか否かを見極めることが必要である。援助関係においては，**逆転移**をすべて制御し，排除することは不可能である。(1-60)

☐ **援助を拒否するクライエントへの対応**としては，本人の拒否する事情を理解しながら，粘り強く援助の必要性を説明したり，関係者の援助が可能かどうかなど，本人の意思を確認して対応する姿勢が求められる。家族が何らかの手を打つまで待つのではなく，説得が難しい場合でも，可能な方法を検討すべきである。(1-66)

☐ うつ病で休職するサラリーマンには，社会保障制度の利用支援が求められている。うつ病の中高年者への支援では，**集団援助**が適する場合もあるため，必ずしも**個別援助**のみを行うのではない。(10-68，12-60)

9 ┃ グループワーク

☐ 精神保健福祉士が行う**集団援助技術**において，メンバー個々の援助目標とともにグループの凝集性も大切にする。(10-55)

☐ 精神保健福祉士が行う**集団援助技術**において，グループになじめないメンバーをすぐに個別援助に切り替えるのではなく，グループ内になじめるように支援していくことが求められる。(10-55)

☐ 精神保健福祉士が行う**集団援助技術**において，メンバーの批判的な発言がグループのメンバー間にストレスを生じさせることがある。しかしグループがつくられていく過程では，このような場面が必要な場合もあり，精神保健福祉士は発言に制限を加えるのではなく，冷静に動向を見守りながら状況に応じて介入できる準備を整えておく姿勢が求められる。(10-55)

☐ 精神保健福祉士が行う**集団援助技術**において，メンバーの問題解決能力をアセスメントする場合，人格や心理状態を読み取る心理検査であるバウムテストは使用しない。(10-55，10-57)

☐ 精神保健福祉士が行う**集団援助技術**において，思春期のグループでは，メンバーの自主性を尊重することは必要であるが，グループの目標を設定することは必須である。(10-57)

☐ 精神保健福祉士が行う**集団援助技術**として，就労支援プログラムでは，精神保健福祉士がグループ分けを行うこともある。(10-57)

☐ 精神科デイ・ケア施設は**グループワーク**（集団援助技術）の活用に適している。グループワークにおいて，症状や年齢および社会的な背景等が共通する人々でグループを編成することは，必ずしも有効な援助効果をあげられるとは限らない。(2-56)

☐ **グループワーク**では，グループの力に依拠し，個々人が社会生活能力を高め，地域社会の問題に効果的に対処できるようにする。(8-66)

☐ グループワークにおいて精神保健福祉士は，メンバーの体験談を活用して，**社会的スキルの獲得**を推進する。(23-44)

☐ グループワークにおいて，精神障害者の多くは対人関係で傷ついた経験をもっているため，集団場面でのメンバー同士の相互作用に留意しながら，参加者を個別に理解していく。精神障害者のグループメンバーの中で，入退院を繰り返し，現在も通院治療中で不安定な状態にある者については，その家庭生活の状態も丁寧に把握しておくことが大切である。(2-56)

☐ グループワークに参加する精神障害者には，早急な社会復帰を望む人や，グループ活動への参加意欲が高いメンバーばかりではないため，必ずしも短期に達成できる活動

グループワークの過程

準備期	メンバーの問題や課題を明確にする時期。目的や活動内容を決定しグループが構成される
開始期	個々のメンバーが集団になじむことから始まり，その活動内容や目的を確認しメンバー全員が理解できるようにする。メンバーが積極的に参加できるように，メンバー同士の役割分担などを明確にする
作業期	メンバーが活動へ活発的に参加し展開されるようにし，グループが発達する時期となる。また，グループ内での相互作用を観察し，個人の目標を明確にする
終結・移行期	目標が達成されグループ活動を終わらせて評価する。効果がみられなかった場合であっても終結となる。次の段階へつなげることから移行期ともいう

プログラムが有効とは限らない。(2-56)

☐ **グループワーク**では，精神保健福祉士は，メンバーが日常生活に必要な知識や社会資源の活用方法を理解し合えるよう，支援することが大切である。精神保健福祉士もグループ活動に参加し，メンバー同士の関係やグループ全体の相互関係に注目することが大切である。(4-62)

☐ **グループワーク**では，精神保健福祉士は，望ましい社会参加に向けた期待を，個々のメンバーの状況に応じて個別的に伝えることが大切である。メンバーによる新しい行動への挑戦に対しては，メンバーの自主性を尊重しつつ**自己決定**を支援していくことが大切である。(4-62，15-47)

☐ **グループワーク**における**準備期**では，退院予定者を対象に，「地域で暮らすための情報と知恵集めをしよう」など，グループの目的を掲示し，希望者を募ることにする。(7-60)

☐ **グループワークのプログラム作成**においては，援助機関の目的が集団の構成員の興味や関心以上に重視されることはない。(6-62)

☐ **グループワーク**における**開始期**では，参加の動機が不明確な精神障害者に対して，グループへの**動機づけ**を支援する。開始期は，お互いを知り，活動全体の見通しをもってグループとして動き始める段階までの時期であることから，メンバーの問題解決に役立つ社会資源の情報を提供することは少ない。(7-60，11-55，14-61)

☐ **グループワーク**の**開始期**の段階では，メンバーに自己紹介を促し，参加理由を話してもらう。否定的な気持ちや批判的な意見を自ら進んで話すよう促すことはしない。また，サブ・グループを活用して，孤立しがちなメンバーに働きかけることはしない。プログラム活動の計画と運営をメンバーに一任することはない。(11-55，14-61)

☐ **グループワーク**における**作業期**では，グループが目標に向けて作業に取り組むことを支援する。(7-60，14-61，21-45)

☐ **グループワーク**における**終結期**では，参加者自身によるプログラム評価と自己評価をしてもらい，次の活動に生かせる工夫をする。(7-60，14-61)

☐ 精神科デイ・ケアでグループワークを行う際の精神保健福祉士による介入においては，他職種と連携し，専門的な視点で介入する。(10-59)

☐ 精神科デイ・ケアのグループワークにおいて精神保健福祉士は，参加するメンバーの情報を収集し，波長合わせをする。**グループワークでは，ストレス対処技能**の獲得に対して支援することが重要である。(9-59，9-65，14-75)

☐ 精神科病棟単位のグループで，精神保健福祉士が行う**グループワーク**では，メンバー同士の関係を深めるために，メンバーの座る席を固定しない。(9-59)

☐ 精神保健福祉士が行うグループワークである**家族教室**では，参加している者同士が支え合い，気持ちが楽になる場としての雰囲気づくりを目指す。(9-65)

10 ┃ コミュニティワーク

☐ **コミュニティワーク**（地域援助技術）とは，地域住民が中心になって自分たちの地域の改善を支援することを指す。(14-57)

☐ 精神保健福祉援助における**間接援助技術**に関して，地域における精神保健福祉計画づくりの方法では，精神障害者の医療に関するニーズを正確に把握するために，当事者である精神障害者の医療に対するニーズを聴取することが中心となる。(2-63)

☐ 精神障害者の生活支援を行う際，精神保健福祉士は，精神保健福祉の地域啓発とボランティア活動を支援するために，**コミュニティワーカー**の役割を担う。(5-65)

☐ 精神障害者を対象とした**地域援助技術**の目標は，生活のしづらさを抱える精神障害者と住民とが地域交流できる機会をつくることを目指す。(7-64)

☐ **コミュニティワーク**は，組織化・啓発・計画および政策化等の機能の総称で，社会資源等を整備・開拓し，地域社会の支援機能を強化して，生活問題を解決していくことを目的とする。(5-58)

☐ **コミュニティワーク**の機能には，地域の組織化，社会資源の開拓・活用および援助の計画化・システム化などがあり，普及啓発活動，セルフヘルプグループやボランティア団体等の組織育成，各種社会資源の整備促進および運営支援，関係機関との連携等が含まれる。(6-63，6-64，12-51)

☐ **コミュニティワーク**には，地域社会の偏見・差別というバリアの除去や軽減が含まれる。精神障害者の地域生活を支え，希望を実現していく機会や資源の開発が含まれる。偏見をなくすために，住民に対する正しい知識の普及が必要であるが，個人の症状や治療過程についての情報を提供する必要はない。(5-58，8-66)

☐ **コミュニティワーク**では，ごく当たり前の生活の実現を阻む**社会的障壁**を取り除くとともに，地域社会を「資源のオアシス」へと変えていくことを目指す。他の住民と共

✏️活動評価

リレーションシップ・ゴール	その事業活動に地域住民の声や当事者のニーズをどれだけ取り入れ，組織活動を通じて人権擁護や地域住民の連帯感がつくり出せたかなどの関係性を評価
プロセス・ゴール	その事業活動に地域住民が計画から実施まで，どれだけ参加し問題解決への力をつけたかというプロセスを評価
タスク・ゴール	その事業活動の実現度や社会資源の開発，福祉ニーズおよび生活問題の目標達成や具体的な解決の評価

に暮らすことのできる地域づくりを実現するため，地域のもつ問題解決能力を引き出し，高めることを目指し，生活のしづらさを抱える精神障害者と住民とが地域交流できる機会をつくることを目指す。(5-58, 7-64)

☐ 精神保健福祉士は，**コミュニティワーク**を活用して地域社会内に存在する精神保健福祉問題について，問題の存在を住民に伝え，問題処理能力を高めるために住民の主体的な参加を促すことが大切である。(3-58)

☐ **コミュニティワーク**では，地域における精神保健福祉問題の所在や内容を明らかにするため，**アンケート調査**，**聞き取り調査**を用いることがある。(3-58)

☐ 地域社会内の精神保健福祉問題に対応する**コミュニティワーク**の過程は，大きく分けて，「**地域社会の問題把握**」「**行動計画策定**」「**行動計画実施**」「**活動評価**」という４つの局面がある。地域社会の問題把握に際し，地域援助技術における準備の段階では，精神障害者や家族のもつ潜在するニーズを明らかにしていく。事前評価の段階では，地域の社会資源の状態，住民組織化の状況および住民の意識を把握し，それらの促進・阻害要因を分析する。計画策定の段階では，地域住民が中心となって地域の福祉問題解決のための目標・課題を設定する。計画実施の段階では，地域社会のネットワーク強化，社会資源の整備に取り組む。事後評価の段階では，住民の意識や地域社会の解決能力の変化から，**プロセス・ゴール**の達成度も評価する。(3-58, 12-57)

☐ **コミュニティワーク**で活用される資源は，保健，医療，福祉，教育，雇用制度などの**フォーマル**なサービスばかりでなく，家族，近隣住民，友人などによる**インフォーマル**なものも含まれる。(3-58, 5-58)

☐ コミュニティワークで用いられる**タスク・ゴール**とは，ニーズの充足状況や行政施策への反映の度合いなどを評価する視点をいう。(6-64)

☐ **社会資源**とは，施設や制度，資金のことや，知識や情報も含む。利用者の自立生活支援においては，社会資源の不足を明らかにし，新たな社会資源を開発する提案を積極的に行うことが求められる。(3-51, 5-60, 6-68)

✏️精神障害者の生活支援は公的社会資源の情報収集のみでは十分ではない。社会資源の開発が進んだ今でも，社会資源の量は充足されたとはいえず，社会資源の質の改善とともに課題である。

☐ **社会資源**の活用・開発においては，個人に焦点を当てた直接介入と，地域社会等に焦点を当てた間接介入の，両方が基本になる。精神保健福祉の専門施設に限らず，生活

ニーズに着目し，広い視野をもつことが大切である。社会資源の活用にあたって，情報管理や利用窓口は行政に集中させる必要はない。(7-65，11-64)

☐ **社会資源**の活用・開発においては，社会資源充実のために精神障害者の意見に耳を傾ける。社会資源の活用にあたっては，ニーズを明確にし，精神障害者本人が社会資源を利用する意思を確認する。(3-51，4-56，11-64)

☐ **社会資源**の利用はクライエントの権利であるから，精神障害者や家族が社会資源を活用するよう指示するのではなく，**自己決定**を尊重する。さらに，社会資源の活用は急速に行うのではなく，徐々に進め，利用者の不安が強くなるときには中止することも必要である。(4-56，5-60，6-68)

☐ **社会資源**の有効化を図るため，ネットワークの中で社会資源を連携させ，活用する必要がある。また仲間づくりと生活を支えるネットワークそのものが，重要な社会資源であるため，自然に生成されるのを待つだけではなく，育成活動を進めていく。(6-68，7-65)

☐ 地域住民に対して精神保健福祉に関する理解を促すボランティア講座，シンポジウム等の学習プログラムを企画したり，地域の精神障害者が抱えるさまざまな生活問題に伴う要求を明確化させながら，**計画づくり**を支援する。(2-54)

☐ 精神障害者の**地域生活支援**を行う際に，日常生活の些細な出来事につまずきやすい精神障害者のニーズに対応するため，24 時間体制を含む支援システムにまで関心を広げる。(2-66)

☐ 精神障害者の症状が再燃した場合，**地域生活支援**という観点から，医療の活用も含めた対応を検討する。(2-66)

☐ 地域における**精神保健福祉士**の支援では，利用者を中心として，地域の人と人，あるいは人と資源を結び付け，調整・改善し，行政も視野に入れた支援システムの構築を目指す。専門職の力を積極的に活用するという視点と同時に，インフォーマルなネットワークの形成にもかかわることが必要である。利用者の個別状況を理解する活動から得られた情報を，地域全体の課題に言い換えて，住民に伝える。(6-60)

☐ **ソーシャルプランニング**（**社会福祉計画法**）の活用において，都道府県保健所の精神保健福祉士は，福祉サービスを提供する市町村担当者と共に，サービス利用者，家族，地域住民の主体性を尊重し，**地域保健福祉計画**を策定して実施に移す。また，市町村の精神保健福祉士は，地域住民に精神保健福祉の理解を促す学習プログラムを企画し，精神障害者のさまざまなニーズに応える実施計画を推進する。(4-61)

☐ **ソーシャルプランニング**の活用において，精神障害者施設の精神保健福祉士は，当該施設の事業計画を推進するために，地域内専門職だけではなく，住民やサービス利用者を組織化してソーシャルサポートネットワークを形成する。(4-61)

☐ BSC（バランススコアカード）は**障害福祉計画**の評価方法である。(9-67)

☐ ソーシャルアドミニストレーション（社会福祉運営管理）とは，社会福祉に関連する組織運営や管理の効果的なあり方を実践するための技術である。(6-63，12-51)

☐ 精神保健福祉の推進計画やサービス評価の委員会等を構成する場合には，精神障害者やその家族をメンバーの一員にしたソーシャルアドミニストレーション（社会福祉運営管理）の方法が必要である。(2-63)

☐ 地域における精神保健福祉の推進には，精神保健福祉士や精神障害者および住民と協働して，ソーシャルアクション（社会活動法）が用いられる。(2-63，14-65)

☐ 精神保健福祉援助におけるネットワークとは，資源・技能・知識などを有する人々や組織相互の結び付きとその働きであり，サービス間におけるきめ細かな連携のことである。(5-57)

☐ 精神保健福祉援助におけるネットワークとは，水平志向の組織原理であり，手法であるので，特定の機関や資源のみにその役割を求めるものではない。そのネットワークの構築においては，点と点が単に結び付けられているだけではなく，相互に補い合って，ネットワーク全体の生産性をより向上させることが大切になる。フォーマル・インフォーマルな資源を臨機応変に組み合わせながらネットワークを形成する。(5-57，16-45)

☐ 精神保健福祉ボランティア講座を進めるにあたっては，事業の推進と組織づくりに積極的に関与する。(5-54)

☐ 精神保健福祉士の精神保健福祉ボランティア支援においては，ボランティアをしたいと思っている人とボランティアを必要としている精神障害者との間に立ち，両者が対等になるよう調整する。(5-54)

☐ 精神障害者とかかわるなかで，ボランティア自身が悩んでいる場合には，ボランティア団体に任せるだけではなく，精神保健福祉士が直接的な相談者の役割をとることもある。(5-54)

☐ 精神保健福祉ボランティア支援では，利用者のプライバシーを守ること，活動に政治や宗教をもち込まないこと，チームワークを大切にすることなどがルールとなる。精神障害者との共感や相互理解を基礎にした先駆性および開拓性などの社会的な機能を発揮できるように支援する。(6-64，7-61)

☐ 精神保健福祉ボランティアの支援は，一対一の関係よりも多くの人材がかかわるような仲間づくりを心がけ，活動の輪が広がるように奨励する。精神保健福祉士が，コーディネーターとして，精神障害者と精神保健福祉ボランティアと社会資源とを結び付けていく取り組みを行う。(7-61)

☐ PTSD（心的外傷後ストレス障害）は思春期に特有の適応障害ではない。早期回復のためには危機介入的なアプローチが有効である。PTSDへの支援として，住民に対する福祉教育を行う。(8-59，10-68)

☐ **アルコール家族教室**の初回参加者には，必ずしもこれまでの経過を全員の前で発表してもらう必要はない。飲酒しているときの対応について，先輩参加者から経験談を聞く。アルコール家族教室では，飲酒に関して，家族自身の問題を参加者同士で確認する。(12-64)

☐ **インターグループワーク**とは，**ニューステッター，W.** により体系化された理論で，機関のリーダーなどの代表者を集めて，新たなグループをつくり，そのグループを動かすことを通して，地域全体に働きかけることを指す。(14-57)

☐ **ソーシャルワークリサーチ**とは，「生活問題の実態把握と分析をし，対応する社会福祉サービスの課題を明らかにするとともに，援助活動の効果を測定・評価し，その科学化を追求するうえで，欠くことができないものである」(佐々木敏明「ソーシャルワークリサーチ」『精神保健福祉用語辞典』中央法規出版，2004，p357) とされている。(14-57)

☐ 障害者総合支援法に基づく**地域相談支援**は，**地域移行支援**と**地域定着支援**のことをいう。地域移行支援は，退院後のアパート探しなどに利用できる。(18-45)
　🖉 地域移行支援は，障害者支援施設等の施設入所者や精神科病院に入院中の精神障害者等を対象に，住居の確保その他の地域における生活に移行するための活動に関する相談，地域移行のための障害福祉サービス事業所等への同行支援等を行う。また，地域定着支援は，居宅にて単身等で生活する障害者に対して，常時の連絡体制を確保し，障害の特性に起因して生じた緊急の事態等に緊急訪問や緊急対応等の各種支援を行う。

☐ **基幹相談支援センター**は，成年後見制度に係る費用補助を得るために利用できる。(18-45)
　🖉 基幹相談支援センターは，地域相談支援の中核的な役割を担う機関として，①総合的・専門的な相談支援の実施，②地域の相談支援体制の強化の取組み，③地域移行・地域定着の促進の取組み，④権利擁護・虐待の防止として成年後見制度利用支援事業の実施および障害者等に対する虐待を防止するための取組み，等を業務とする。

11 ┃ 家族調整・家族支援

☐ 精神保健福祉士は，**家族支援**においては，家族の抱える問題に目を向けるだけでなく，家族のもっている力にも焦点を当てる。また，家族をシステムとしてとらえ，全体としての家族を支援の対象としてアプローチする。(4-52)

☐ **家族支援**における**心理教育プログラム**は，地域でのネットワークづくりへ展開する可能性をもった，病気や対応方法に関する正確な知識を得るためのグループとして実施する。(8-68)

☐ **家族支援**における**システム論**は，家族の機能不全を顕在化させるため，わが国でも直接の支援において用いられており，家族機能への理解のためには重要な理論である。(8-68)

☐ 家族支援における**ナラティブ（物語）アプローチ**は，家族の関係をそれぞれが語る物語からとらえようとする手法であり，主体性を尊重する支援である。物事の見方の多様性を認識して，クライエントの新たな意味づけを重視する。(8-68，22-41)

☐ アルコール依存症者の家族には，**イネイブラー**（enabler）として行動しないことを助言し，患者の飲酒行動のみにとらわれず，家族自身の人生にも関心を向けることを支援する。(8-68)

　✎ イネイブラーとは「支え手」または「可能にする人」とされ，本来はコミュニティワークなどでソーシャルワーカーが援助の支え手になることを意味している。しかし，アルコール関連問題からみると，結果的に家族などが本人の飲酒を支え，飲酒を可能にする役割をとることを指す。

☐ **地域移行・地域定着支援**のかかわりとして，精神科病院では地域移行に向けて**個別事例のケア会議**の開催を調整することが，また基幹相談支援センターでは，地域の**体制整備**にかかわるコーディネーターの役割を担うことが，それぞれ求められている。(20-43)

☐ 精神障害者の**生活ニーズ**に対応したサービスには，常時の連絡体制が必要であり，障害の特性に起因して生じた**緊急の事態**などへの対応が必要な障害者に対し，**地域定着支援**を活用する。(20-44)

12 ｜ セルフヘルプグループ（自助グループ）・家族会

☐ セルフヘルプグループへの援助は，援助者の役割がグループの形成段階に応じて変化していく補完的な関係である。(1-57)

☐ セルフヘルプグループの働きには，相互支援やネットワークの拡大などがある。セルフヘルプグループに関して，**セルフヘルプ**と**セルフケア**は，同じ意味ではない。(1-57，2-61)

☐ 精神障害者の自立支援には，**セルフヘルプグループ**への参加も有用である。**セルフヘルプグループ**は，重要な社会資源の一つであるが，メンバーの自主性や主体性が尊重されるものであるから，精神保健福祉士はその設立と運営を積極的に担うわけではない。(1-57，2-61，6-68，11-64)

☐ セルフヘルプグループにおける**プロシューマー**とは，プロデューサーとコンシューマーの合成語であり，自らの体験を消費者運動に生かした当事者のことである。(9-63)

☐ セルフヘルプグループの特性に，**体験的知識**の活用がある。これはセルフヘルプグループのメンバーの経験に基づく知識・技術を活用することであり，援助力の源となるものである。体験的知識は専門職の知識・技術と比べてより実際的・実用的かつ包括的な特徴をもつ。また，参加者の**役割モデル**の獲得がある。(18-46)

❏ セルフヘルプグループに参加し，他者を援助することによって援助者自身が利益を得るという効果を「**ヘルパー・セラピー原則**」という。(9-63，18-46)

❏ **薬物依存症者**の家族・友人の**セルフヘルプグループ**としては，ナラノン (Nar-Anon) への参加が有効となる。ナラノンとは，(Narcotics Anonymous) の頭文字を使用したもので，本人のグループは **NA** である。(20-45)

　✎アルコール依存症は AA（Alcoholics Anonymous）であり，その家族はアラノンとなる。ギャンブル依存症は GA（Gamblers Anonymous）となり，その家族はギャマノンとなる。

❏ **ピアカウンセリング**は，重度の身体障害者の人たちばかりでなく，全障害者の仲間同士の活動となっている。反専門職の思想と結び付けられやすいが，専門職のかかわりと両立するものである。(2-34)

❏ **ピアサポーター**の役割として，同じような病気や症状と生活課題などを体験する人が，自分の体験を生かし被支援者との対等な関係性の中で，仲間として支えることであり，自分の経験に基づき情報提供を行うものである。(19-53)

❏ **ピアカウンセリング**の特徴には，メンバー同士による情報，体験，思いなどの「**分かち合い**」がある。(4-67)

❏ **ピアカウンセリング**の特徴には，メンバー同士（当事者同士）の「**相互支援**」がある。(4-67)

❏ **ピアカウンセリング**は，**オルタナティブ**な支援活動である。共通の経験と課題をよりどころにしてなされる。同じ仲間としての対等な関係を大切にする。専門的知識よりも当事者の体験的知識が優先される。(4-67，6-67，11-62)

❏ **ピアカウンセリング**について，「精神保健福祉法」ではピアカウンセラーも精神障害者相談員も規定されていない。(11-62)

❏ **ピアカウンセリング**では，具体的な助言と同様に情報提供も重視される。同じような体験や立場を共有している。間接的支援と直接的支援のどちらかを重視するものではない。(11-62)

❏ 精神保健福祉士は，**家族会**が個々の家族の孤立を防ぐ**セルフヘルプ**の機能をもつことを，十分に理解する。家族が仲間同士で理解し合えるような家族会を，側面的に支援する任務を担う。**家族会**の成長と組織の強化のために，側面的な観点から援助を続ける。(3-52)

❏ 精神障害者**家族会**への支援においては，活発に活動している家族会を探して，その家族会との交流を提案する。家族会の会員が共通認識をつくれるような，家族会による家族のニーズ調査を実施することを提案する。家族会会員と家族会に関係する諸機関の専門職が，家族会の活性化について話し合う会議の開催を提案する。一方で，家族会に加わり，家族会の活性化に一緒に取り組むことは適切とはいえない。(9-68)

13 ｜ スーパービジョン

☐ スーパービジョンの対象は，個人の場合と集団の場合とがある。スーパービジョンの管理的機能においては，スーパーバイジーが所属する機関や施設等の機能，役割，サービス内容を適切に理解し，的確な活動ができるように**スーパーバイザー**が指導する。(1-56, 2-58, 13-62)

☐ スーパービジョンの教育的機能とは，スーパーバイジーに対して専門家となるための教育・訓練を行うための専門的な知識や技術を伝える教育的な支援である。教育的スーパービジョンを受ける際には，事前に相談者の同意を得ること，終了後は記録を回収することなど，**プライバシー保護**に注意を払う必要がある。(2-58, 7-55)

☐ スーパービジョンの**支持的（相談的）機能**では，スーパーバイジーが，クライエントの気持ちを理解できない，受容できない，適切な援助関係の距離が保てずに客観的な対処ができないなどの場合に，スーパーバイザーの援助によって自己の態度や感情の整理を図る。(2-58)

☐ **スーパーバイザー**と**スーパーバイジー**との関係は，ソーシャルワーカーとクライエントの関係に似ているところがある。両者の良好な関係を築き，発展させていくことで，スーパーバイジーは，専門職としての能力が引き出され，高められる。一対一の個人スーパービジョンに比べ，グループで行う**グループ（集団）スーパービジョン**の場合には，一度に複数のスーパービジョンが可能であり，また，仲間のかかわり方を参考にし，スーパーバイジーが自己点検などを可能にする利点もある。(2-58, 13-62)

☐ 事例検討における**スーパーバイザーの役割**は，事例提供者が自分の価値観にとらわれずに，それから自由になっているかどうかを検討することである。また，事例提供者がクライエントの問題となる部分ばかりでなく，健康な側面や力にも注目しているかに関心を払うことである。スーパービジョンでは，全体の動きや参加者間の議論の流れなどに配慮することである。事例提供者の主観的な感情を取り上げることも行い，処遇方針を客観的に策定することのみを目的とするわけではない。(4-57)

☐ **ピアスーパービジョン**は，メンバー同士の話を参考に，自分の仕事を振り返り，課題をみつめ，ワーカー－クライエント関係の力動を考えることにより，スーパーバイジーの自律性を高める。(14-64)

✎ ピアスーパービジョンは，仲間同士で行うという点で気軽に話しやすく，サポートグループに発展しやすいため，支持機能が高いとされている。

☐ **ピアスーパービジョン**は，同じ職場や同じ職種（専門職）集団の仲間がそれぞれスーパーバイザーとスーパーバイジーの**両方の役割**をとりながら検討し合う形態をいう。(20-34)

☐ **ライブスーパービジョン**は，スーパーバイジーの実際の**援助場面**にスーパーバイザーが**同席**してスーパービジョンを行う形態をいう。(20-34)

☐ **個人スーパービジョン**は，スーパーバイザーとスーパーバイジーが**1対1**で実施されるスーパービジョンをいう。(20-34)

☐ **グループスーパービジョン**は，**複数のスーパーバイジー**に対して1人のスーパーバイザーが実施する。(20-34)

☐ **セルフスーパービジョン**には，ソーシャルワーカーが**自分自身**をセルフアセスメントする意味がある。(20-34)

☐ **インシデント・プロセス法**は事例の検討方法である。(9-67)

☐ **ソーシャルファーム**とは，地域で暮らす精神障害者，刑務所出所者や低所得者などに対して安定した雇用などを目的に支援者と共同してつくった働く場である。(20-76)

14 コンサルテーション

☐ 精神保健福祉士が**コンサルテーション**を行う場合は，教育訓練的な機能をもつスーパービジョン（指導監査）とは違い，専門職として自立した対等な者同士の関係の中で行う立場と役割があるので，クライエントに対する直接的な責任をもつものではない。(9-57)

☐ **コンサルテーション**とは，自分の担当しているクライエントに援助やサービスを提供するにあたって，他領域の専門的な知識が必要になったときにアドバイスを求める過程のことであり，カウンターレジスタンス（感情的な逆抵抗）を起こしている精神保健福祉士に，精神科医が行うとは限らない。(9-57)

☐ 精神保健福祉士による**コンサルテーション**は，地域の企業や学校でも活用される。(9-57)

☐ **コンサルティ**に対してコンサルタントが，クライエントの社会環境を理解するためのエコマップを提示することは適切なコンサルテーションといえる。(22-43)

15 ケアマネジメント

☐ **ケアマネジメント**では，支援を必要としている人を発見するために，地域のネットワークを活用する。(13-66)
　　🖉 あくまでも支援を必要としている人の主体的な生活を支えることを目的に活用することが重要である。支援計画を設定するときには，病や障害を抱えながらも「生活する人」としてのクライエントを尊重し，クライエントの希望を大切にしながらクライエントと共に設定する。

☐ **ケアマネジメント**は利用者の必要とする個別のニーズと複数の社会資源・サービスを

結びつけ，その人らしい地域生活ができるようにする援助法である。(20-46)

☐ 地域精神保健福祉の**ケアマネジメント**における**チーム活動**は，多職種，異所属の専門職等によって構成され，多くの専門職や非専門職が参加するので，各種サービスを提供することを目指すケアチームの活動となる。(1-61, 10-65)

☐ 地域精神保健福祉のケアマネジメントにおけるチーム活動において，家族や地域住民などの**インフォーマル**なサービス提供者は，チームメンバーに含まれる。チームで行う利点は，ケア計画の策定に役立つだけでなく，援助の評価をしやすくすることである。(1-61)

☐ 精神障害者の**ケアマネジメント**の対象となるのは，地域での生活を可能にし，さらに生活の質を高めるために，ケアマネジメントを利用したいと考えている人たちである。(1-62)

☐ **コンサルティ**とは，業務上の課題を抱えた個人，集団，組織，地域社会のことである。また，得られた助言の内容は自ら評価し，採用するかを自分で決定する。(23-46)

☐ 精神障害者のケアマネジメントにおける**ケアサービス**の基本は，精神障害者が住み慣れた地域で自立生活と社会参加に必要な援助が必要に応じて受けられることである。(1-62)

☐ 精神障害者ケアマネジメントの意義と方法は，精神障害者が地域で暮らし，その生活を自ら決定し，精神的，社会的，文化的に満足できるよう，複合的なニーズに対して総合的なサービスを提供することである。**ケアマネジメント**における**チームアプローチ**では**情報共有**は必須であり，その前提として**プライバシー保護**は不可欠である。(5-62, 10-65, 22-38)

☐ 精神障害者を対象としたケアマネジメントのモデルで，**仲介モデル**は，必要なサービスを利用者に結び付ける方法である。(7-62, 16-46)

☐ 精神障害者を対象としたケアマネジメントのモデルで，**臨床モデル**は，ケアマネジメント従事者と利用者の対等な関係性の保持に留意する必要があり，ケアマネジメント従事者には，治療効果を上げるための心理教育や精神療法のような領域の技術も期待されている。(7-62)

☐ 精神障害者を対象としたケアマネジメントのモデルで，**ストレングスモデル**は，病理よりも個人の強さに焦点を当てている。ケアマネジメントは日常生活支援が目的であるので，就労支援や，住居問題や身辺自立に関する問題を行う。(7-62, 10-65, 16-41)

☐ 精神障害者を対象としたケアマネジメントのモデルで，**リハビリテーションモデル**は，スキルトレーニングを強調し，1人のケアマネジメント従事者の担当する対象者数は 20 名から 30 名である。(7-62)

☐ リンケージ（linkage）とは，ケアマネジメントの過程で，利用者のニーズを満たす社会資源に利用者を結び付けることである。(8-57)

☐ ケアマネジメントにおいては，収集された情報を視覚的にとらえるツールとして，エコマップ，タイムラインなどを使用することが望ましい。(7-67)

☐ ケアマネジメントにおいては，本人の了解を得て，必要に応じてボランティアと情報共有を図る。また，契約後であっても本人の希望に応じて担当する相談支援専門員を変更できることを伝える。(23-48)

☐ ケアマネジメントのインテーク場面においては，信頼関係を構築し，利用者との契約を行う。(12-68，16-58)

☐ ケアマネジメントにおけるアセスメントでは，ケアプラン作成の基礎となる情報を収集し，精神障害者の問題やニーズを明らかにするために，アセスメントシートが用いられる。(2-64)

☐ ケアマネジメントにおけるアセスメントでは，精神障害者が生活場面で実際に困っている点を中心にして行う。アセスメント票の項目を順次チェックすることにより，精神障害者が抱える問題点やニーズが，自動的に明らかになるわけではないため，個人と環境およびそれらの相互作用を全体としてとらえる。(2-64，5-55)

☐ 精神保健福祉士が行うケアマネジメントのアセスメントにおいては，利用者の生活の再建を本人と共に進めていく作業の一環として，利用者の能力の度合いや希望の確認，支援力の評価を行う。利用者の疾病性をみる医学的視点，知識や事例性を見据えることも必要である。(5-55)

☐ ケアマネジメントにおけるアセスメントでは，必ずしも利用者自身の問題に焦点化しない。利用者の個別的なアセスメントにとどまらず，利用者の生活の場である地域のアセスメントも重視する。(6-64，11-66)

☐ ケアマネジメントにおけるケアプラン策定の意義は，ケアプランの全体像を明らかにしたうえで，チームメンバーそれぞれの役割を分担できることである。ケアプランの策定では，ケアマネジャーと利用者，他職種が協働して業務分担を決める。(6-66，11-66，12-68)

☐ ケアマネジメントにおけるケアプランでは，利用者に関与する専門職やインフォーマルサポートメンバーを参加させることにより，チームをよりよい方向へ導くことが可能になる。ケアプラン策定の意義は，チームメンバーが集まって，実行後の相互評価が可能になることである。(6-66)

☐ ケアマネジメントにおけるモニタリングでは，計画どおりに展開していない場合，再度アセスメントをし直す。(11-66)

☐ 精神障害者ケアマネジメントにおける事後評価の評価会議の設定は，ケアプランを作

成したときに，あらかじめ計画しておくことが必要である。(3-53)

☐ 精神障害者ケアマネジメントにおける**事後評価**は，客観的な評価の基準によって行われるわけではなく，サービス利用者である精神障害者がどれだけそのニーズを充足させたかがもっとも大切であるため，利用者の主観的満足度も客観的評価と同様に重視する。事後評価を公平に行うためといって，定められた基準に合わせて，ケアマネジャーが単独で進めてはならない。また，ケアプランに基づく各サービス提供者は，どれだけ実行できたか，適切な方法でその達成度をみる。(3-53，11-66)

☐ 利用者が自らさまざまなサービスの利用を調整できるまでエンパワメントされた場合には，自らがマネジメントを行うこととなり，障害者ケアマネジメントは終結となる。ケアマネジメントにおける**終結**では，再支援の可能性を考慮する。(11-66，18-47)

☐ **ストレングスモデル**に基づいた**ケアマネジメント**では，個人の資質，才能，経験知，障害を乗り越えてきたサバイバーとしてのプライドに着目する。また，クライエントの掲げる長期目標が非現実的なものであっても，ケアマネジャーは拒否せず，クライエントが心から望むものとして目標に掲げる。**ソーシャルサポート**も，フォーマルなサービスとの結び付きと同様に大切にする。(9-64)

☐ 精神障害者のケアマネジメントの指針である「**精神障害者ケアガイドライン**」に基づけば，その対象はケアマネジメントを希望する者（利用者）であり，精神障害者保健福祉手帳の所持者に限定されていない。(5-62)

☐ 「精神障害者ケアガイドライン」では，プライバシーの尊重を原則としている。したがって，利用者が他の地域に転出した場合，本人の同意なしに専門職者間で情報が交換されることのないよう利用者情報の管理に留意する必要がある。(7-67)

16 │ 多職種との連携

☐ **チームアプローチ**では，利用者の多様なニーズに応えるために，専門職ばかりでなく，ボランティアなどを含む支援チームを構成する。支援チームでは，**ピアサポーター**などの非専門職も含め対応する。(6-58，11-59)

☐ **チームアプローチ**では，多職種の独自性を発揮するための**コンサルテーション**を行う能力とともに，地域全体を総合的にデザインする能力が求められる。利用者の**自己決定**を尊重し，その了解や意向などを優先した**利用者主導**の援助を前提とする。チームメンバーは，建設的な相互の批判を行いながら，チームが決めた方針に従って同じ方法で進める。(6-58，7-56，10-53)

☐ 実際の場面での**チームアプローチ**は，精神科デイ・ケア，包括型地域生活支援プログラム（Assertive Community Treatment；ACT），ケアカンファレンス，入院治療などで行われる。(7-56)

☐ **チームアプローチ**では，緊密な連携を取り合うためにも**ケアカンファレンス**の開催が必要であり，援助や支援などの方針がチーム内で一致するよう努める。チームアプローチの不可欠な構成要素は，複数の組織または人で構成される集団であり，チームワークが機能できていることである。目標の共有は含まれるが，視点の一致は含まれない。(7-56，8-55，11-59)

☐ **チームアプローチ**においては，主治医がいない場合であっても，医師その他の医療関係者との連携を保たなくてはならない。重要な点は，個々の専門性を排することなく，共通の目的と理念で効果的な援助を行うことである。チームで決定したことについては全員が責任をもち，個々の援助についての相互批判も重要となる。(9-60)

☐ 地域における精神保健福祉士は，**チームアプローチ**においてサービス利用者を生活者としてとらえる視点から，それを具体化して他のチームスタッフに提示する役割をもつ。チームアプローチにおける精神保健福祉士の役割と機能に関して，個別援助活動では，ニーズによっては適切な他の専門援助機関につなぐ役割が期待される。(4-51，9-60，10-53)

☐ **地域生活支援**において精神保健福祉士は，いわゆる助力者としての役割をとることも必要であり，市町村の障害者プランにのっとった事業計画を，地域の精神保健福祉に関与する専門職だけではなく，当事者，家族，ボランティア等と**協働**することが求められる。その際には，多くの専門職で構成されるチームの活動を，精神保健福祉士が常に指導するのではなく，ニーズに応じて各職種がリーダーシップをとる。(2-54，2-66)

☐ **PACT**（The Program of Assertive Community Treatment）は，ウィスコンシン州マディソン市で実施された利用者の地域生活に必要な包括的なサービスをアウトリーチで届けるチームケアが特徴であり，ACTの原型となっている。(12-20)

☐ **積極的地域（包括的地域生活）支援（ACT）モデル**では，通常，特定の事務所等を拠点に活動し，チームメンバーがそれぞれ所属する機関で，メール・電話などで24時間連絡がとれる体制となっている。(6-65)

☐ **包括型地域生活支援プログラム（ACT）**の標準モデルでは，担当者が不在のときにも，多職種チームがケアを提供するとされている。(23-40)

☐ **ACTモデル**は，多様な専門職がチームを組んでサービスを提供するのを特徴としているが，チームメンバーには当事者がピアカウンセラーとして参加することもある。各国で名称が異なる場合もあるが，重度で持続的な精神疾患のある人々を地域で支援するための，医療から生活支援を含む包括的なサービス供給モデルである。チームの専門職にはどの職種であっても，薬物療法の効果や副作用および精神病理学の最近の動向などに関する精神医学の基礎知識が求められる。(6-65)

☐ 生活の場に出向く**ACT**は，アウトリーチの役割を担うことがある。また，ACTの直接援助サービスでは，スキルトレーニングを提供することがある。(7-56)

☐ ACT では，個別援助チームを構成し，チーム責任制をとるため，**ケアカンファレン ス**を頻回に行うことと，ACT プログラムでは利用者の加入基準をしっかりと定め，それに適合しているか否かを判定する**ゲートキーピング**（**門番機能**）が重要である。週 7 日体制での支援は ACT の特徴であり，これが危機介入を可能にしている。(7-63)

☐ 包括型地域生活支援プログラム（ACT）は，**危機介入，リハビリテーション，家族支援**などのサービスがある。(17-46)

　✎ ACT は 1 日 24 時間・週 7 日対応であり，危機介入にも対応できる。また必要な保健・医療・福祉のサービスの大部分を，チームが責任をもって直接提供しているので，当然リハビリテーションや家族支援なども含まれている。

☐ 包括型地域生活支援プログラム（ACT）では，チームスタッフ 1 人当たりの対象者数は，**10〜12 名**程度までとされている。(17-46)

　✎ ACT は 10 名程度のチームスタッフに対して 100 人程度の利用者を上限としている。

☐ 精神保健福祉士は，**退院後生活環境相談員**として，医療保護入院患者の地域移行を進める。(18-48)

　✎ 2013（平成 25）年の「精神保健福祉法」の改正により，医療保護入院者の退院促進に関する措置を講ずる義務が新たに課された。退院後生活環境相談員の選任もその一つであり，精神保健福祉士が中心的に担っている。退院後生活環境相談員は，入院時に医療保護入院者およびその家族にその役割について説明したうえで，入院中の退院に向けた相談支援業務を担う。

☐ 精神保健福祉相談員は，「精神保健福祉法」において精神保健および精神障害者の福祉に関する相談に応じ，ならびに精神障害者およびその家族等を訪問して必要な指導を行うための職員として規定されている。都道府県および市町村は**精神保健福祉相談員**を置くことができ，精神保健福祉士等が任命される。また，保健所等において，精神障害者の相談業務を行う**任用資格**である。(18-26，18-48)

17 ｜ 精神保健医療福祉に関する人名

☐ **ビアーズ，C. W.** は，精神科病院の入院経験から，1908 年に『わが魂にあうまで（A Mind That Found Itself)』を著し，コネチカット州において自立生活運動を展開する中心的な役割を果たした。(14-31，18-36)

☐ **精神病者慈善救治会**は，**呉秀三**（1865〔元治 2〕〜1932〔昭和 7〕年）の主導によって設立された精神障害者の保健・医療・福祉の充実のため民間慈善団体の一つである。(18-36)

☐ **エンパワメント**は，自らの奪われた主体性を取り戻していくプロセスを表す概念として，アメリカの**ソロモン，B.** の『黒人のエンパワメント―抑圧された地域社会におけるソーシャルワーク』の中で使われ始めたのが最初とされている。(2-35)

☐ **ストレングスモデル**とは，**ラップ，C. A.** が提唱したもので，弱点の矯正や修正に向かうのではなく，当事者の強みや力（長所）に依拠し，リハビリテーションでの支援を展開しようとするモデルと考えられている。(18-37)

☐ **バイステック，F. P.** が提唱したケースワーク関係の**7原則**では，面接場面において，ワーカーとクライエントの双方が自分の感情を吟味し合うことが含まれる。(2-53)

☐ **オヘイガン，M.** は，1991 年に『精神医療ユーザーのめざすもの―欧米のセルフヘルプ活動』を著し，セルフヘルプの意義についての理論化と整理を試みた人物として名高い。(18-36)

☐ **アンソニー，W.** らは，**精神科リハビリテーション**の基本原則を提示した。そこには，個人の**社会生活技能**の改善と**環境面**での支援開発を行うことと記されている。また，熟慮したうえで**依存**を増やすことは，結果的には本人の**自立**につながると提唱されている。(12-21，18-38，20-38，23-38)

☐ 1950 年代，アメリカの**グリーンブラット，M.** は「**部分入院**」としてデイホスピタルやデイ・ケアなどの日中の外来以外の診療を行い，夜間など自宅や施設で過ごすように地域への移行ステップを示した。(11-24)

☐ 1970 年代，イギリスの**ウイング，J. K.** は，「**施設症**」（二次障害）の概念を明らかにした。(11-24)

☐ 1980 年代，アメリカの**リバーマン，R. P.** は，「**ストレス－脆弱性－対処技能モデル**」を提出し，社会生活技能訓練（SST）によって統合失調症患者のストレス対処能力を高めた。(11-24)

精神保健福祉に関する 制度とサービス ｜Ⅴ

1 ｜精神保健福祉法

☐ 「精神保健及び精神障害者福祉に関する法律」（精神保健福祉法）第 20，21 条では，**任意入院**を，精神障害者本人の同意に基づいて入院させる制度（形態）としている。**任意入院**の場合，精神科病院の管理者は，**本人の同意に基づいて入院が行われるよう**努めなければならない。また，当該精神障害者に対し退院請求等，厚生労働省令で定める事項を書面で知らせ，自ら入院する旨を記載した書面を受け取らなければならない。任意入院患者から退院請求があった場合，退院させなければならないが，**精神保健指定医**が診察の結果，入院継続が必要だと認めた場合は，72 時間を限り退院させないことができる。（1-37，4-39，5-36，11-38，11-39，19-61）

☐ **任意入院**による入院が 1 年以上経過した場合は，入院目的や退院の可能性を再確認するために，入院継続の**同意書**を得る必要がある。（10-40）

☐ **任意入院**であっても緊急その他やむを得ない理由がある場合，精神障害者本人が入院に同意しなくても**特定医師**は 12 時間に限り，医療および保護のために本人を入院させることができる。（10-40）

☐ 「精神保健福祉法」第 28 条第 1 項「診察の通知」では，**都道府県知事**は，現に本人の保護の任にあたっている者がある場合には，あらかじめ診察の日時および場所を，その者に通知しなければならないと規定されている。（17-61）

☐ 警察官は，職務を執行するに当たり自傷他害のおそれがあると認められる者を発見したときは，最寄りの**保健所長**を経て**都道府県知事**へ通報しなければならない。（12-41）

☐ 「精神保健福祉法」第 29 条では，**措置入院**を，2 名以上の**精神保健指定医**の一致した診察の結果，その診察を受けたものが精神障害者であり，かつ，医療および保護のために入院させなければ精神障害のために自傷他害のおそれがあると認められた者について，**都道府県知事**（指定都市の市長）の権限により国や都道府県の設置した精神科病院または指定病院に入院させることができるとしている。（1-37，4-39，5-36，6-39，10-40，23-61）

☐ 医療保護入院における**定期病状報告**は，**12 カ月**ごとに行わなければならない。**入院届は入院後 10 日以内**に同意した者の同意書を添えて届け出る。**退院届も同様に退院後 10 日以内**に届け出をしなければならない。（20-61）

☐ 医療保護入院では，退院させた場合 10 日以内にその旨を**保健所長**を経て**都道府県知事**に届け出をする。（13-38）

☐ 退院後生活環境相談員が担当できる**医療保護入院者**の人数の目安はおおむね 50 人以下である。（23-68）

✎入院形態

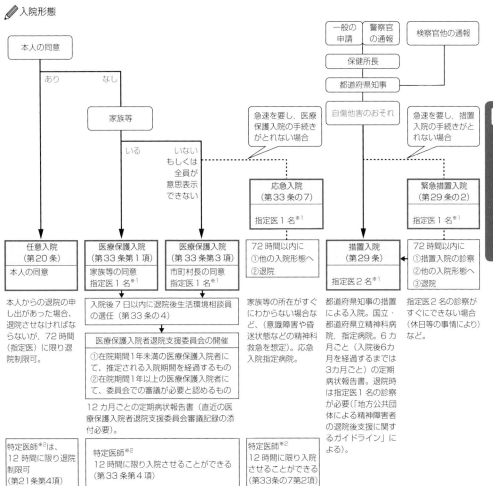

※1 指定医：精神保健指定医を意味する。
※2 特定医師：2005 年の法改正により，これまで精神保健指定医でなければ行えなかった業務の一部を，一定の基準を満たした
　　　精神科病院に限り，精神保健指定医に代わって「特定医師」が行うことができるようになった。

〈2021　長坂・土屋〉

□ 医療保護入院は本人の同意がなくても**家族等**のうちいずれかのものの同意に基づき
行われる。また家族等のいずれもいない場合には，市町村長の同意により入院させる
ことができる。医療保護入院において，入院に同意する「**家族等**」には，後見人と保
佐人が含まれる。(19-61，21-62)

✎ 2014（平成 26）年 4 月 1 日からそれまでの「保護者制度」が廃止され，医療保護入

✎ 家族等の規定

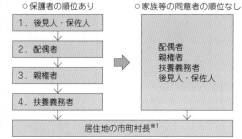

○責務規定

保護者（改正前）	家族等（改正後）
・治療を受けさせる義務 ・医師の診断に協力する義務 ・医師の指示に従う義務 ・財産上の利益を保護する義務 ・措置患者の引き取り義務（その際の相談援助）	※原則として存置しない。
・医療保護入院の同意 ・退院等の請求（権利規定）	・医療保護入院の同意 ・退院等の請求（権利規定）

○範囲

○保護者の順位あり　　　　　　　○家族等の同意者の順位なし

1. 後見人・保佐人

2. 配偶者

3. 親権者

4. 扶養義務者

配偶者
親権者
扶養義務者
後見人・保佐人

居住地の市町村長※1

※1 家族等がいないもしくは全員が意思表示できない場合に限る。（法第33条第3項）

○家族等になれない者（第33条第2項）
①行方の知れない者
②当該精神障害者に対して訴訟をしている者，またはした者並びにその配偶者及び直系血族
③家庭裁判所で免ぜられた法定代理人，保佐人または補助人
④精神の機能の障害により同意または不同意の意思表示を適切に行うにあたって必要な認知・判断および意思疎通を適切に行うことができない者
⑤未成年者　　　　　　　　　　　　　　　　　　　　　　※破産者は削除

○家族等の変遷

監護義務者	精神病者監護法	1900(明治33)年	監護義務者は許可を得て私宅監置することができる
保護義務者	精神衛生法	1950(昭和25)年	名称の変更・自傷他害防止監督義務
保護者	精神保健法	1993(平成5)年改正	名称の変更・精神科病院の管理者などに社会復帰の促進のための相談援助を求める権利を追加
	精神保健福祉法	1999(平成11)年改正	自傷他害防止監督義務の廃止・一部の保護基部の対象者を限定
家族等	精神保健福祉法	2013(平成25)年改正	名称の変更・保護者制度の廃止・保護者に関する規定の削除

〈2021 長坂・土屋〉

院を中心にその制度が変わった。

　1）医療保護入院の際の同意者（家族等）：配偶者・親権者・直系血族，兄弟姉妹，裁判所に選任された扶養義務者，後見人・保佐人。いずれも該当しない場合には市町村長が同意する。

　2）医療保護入院者への退院支援の制度化：退院後の生活環境について「退院後生活環境相談員」が相談に応じる。退院後の障害福祉サービスや介護サービスについて，「地域援助事業者」を紹介する。入院期間について引き続き入院の必要か否かを「医療保護入院者退院支援委員会」にて議論する。

✏️ 退院後生活環境相談員

❶責務・役割
(1) 医療保護入院者が可能なかぎり早期に退院支援のための取り組みにおいて中心的役割を果たす。
(2) 退院に向けて，医師の指導を受けつつ，他職種連携のための調整および行政機関を含む院外の機関との調整に努める。
(3) 当該医療保護入院者の意向に十分配慮し，個人情報保護について十分留意する。

❷有するべき資格
(1) 精神保健福祉士
(2) 看護職員（保健師を含む），作業療法士，社会福祉士として精神障害者に関する業務に従事した経験を有する者。

❸業務内容
(1) 入院時の業務：医療保護入院者およびその家族等に対して以下の説明を行う。
　　・退院後生活環境相談員として選任されたことおよびその役割　（入院後 7 日以内に選任必要）
　　・本人および家族等の退院促進の措置へのかかわり
(2) 地域援助事業者等の紹介に関する業務
　　当該入院者の退院後の環境調整を行う。
(3) 医療保護入院者退院支援委員会に関する業務
　　・委員会の開催にあたって，開催に向けた調整や運営の中心的役割を果たし，充実した審議が行われるようにする。
(4) 退院調整に関する業務
(5) 定期病状報告書は退院後生活環境相談員が記載することが望ましい。

〈2021 土屋〉

✏️ 医療保護入院者退院支援委員会の開催

❶趣旨・目的→病院関係者の医療保護入院者の退院促進に向けた取り組みを推進していくために設置
(1) 入院の必要性について審議する体制を整備
(2) 入院が必要とされる場合の推定される入院期間の明確化
(3) 退院に向けた取り組みについて審議を行う体制の整備

❷対象者
(1) 在院期間が 1 年未満の医療保護入院者であって，入院時に入院届に添付する入院診療計画書に記載した推定される入院期間を経過する者
(2) 在院期間が 1 年未満の医療保護入院者であって，委員会の審議で設定された推定される入院期間を経過する者
(3) 在院期間が 1 年以上の医療保護入院者であって，病院の管理者が委員会での審議が必要であると認める者

❸出席者
(1) 主治医（主治医が精神保健指定医でない場合は，主治医に加え，主治医以外の精神保健指定医の出席が必要）
(2) 看護職員
(3) 退院後生活環境相談員
(4) (1)〜(3) 以外の病院の管理者が出席を求める当該病院職員
(5) 医療保護入院者本人（本人の希望にて）
(6) 医療保護入院者の家族等　｝医療保護入院者が出席を求めた場合，求められたものが出席要請に応じるとき
(7) 地域援助事業者その他退院後の生活環境にかかわる者

❹審議内容
(1) 医療保護入院者の入院継続の必要性の有無とその理由
(2) 入院継続が必要な場合の委員会開催時点からの推定される入院期間

❺審議結果
(1) 審議の結果，入院の必要性が認められない場合には，速やかに退院に向けた手続きをとる

〈2021 土屋〉

✏️ 処遇・行動制限

	指定医診察	特定医師診察	告知文書	同意書	行動制限時の診療録記載義務	行動制限開始以降の診察義務と記載
隔離（12時間超）	○	○	○	×	精神保健指定医 ①隔離，②理由 ③開始と解除日時	少なくとも毎日1回の診察と記載。一覧性台帳（H17改正）。精神保健指定医に限定されない
隔離（12時間以下）	限定せず	限定せず	○	×	医師 ①隔離，②理由 ③開始と解除日時	（診察義務としてはない）
本人希望による入室（隔離とはならない）	限定せず	限定せず	×	○	（とくに規定はない）	（とくに規定はない）
身体的拘束	○	○	○	×	精神保健指定医 ①身体的拘束（部位の記載が望ましい），②理由，③開始と解除日時	頻回な診察と記載。一覧性台帳（H17改正）。精神保健指定医に限定されない
通信・面会の制限	限定せず	限定せず	口頭で説明	×	医師 ①制限の内容，②理由	
任意入院者の開放処遇の制限	医師の判断によって行われるが，概ね72時間以内に精神保健指定医は診察を行う。		○	×	医師 ①開放処遇の制限，②理由，③開始日時	

※信書の発受，人権擁護に関する行政機関の職員や代理人である弁護士との電話や面会などは，いかなる場合でも制限することはできない。

〈2021 長坂・土屋〉

☐「精神保健福祉法」第33条の7では，**応急入院**について，都道府県知事が指定する精神科病院の管理者が，医療および保護の依頼があった者について，急速を要し，家族等の同意を得ることができない場合において，**精神保健指定医**の診察の結果，その者が精神障害者であり，かつ，直ちに入院させなければその者の医療および保護を図るうえで著しく支障があると認めたときは，本人の同意がなくても，**72時間**に限り，その者を入院させることができるとしている。(1-37, 4-39, 5-36, 6-39)

☐**緊急措置入院**は，急速を要する場合で，通常の措置入院の手続きである，①2名以上の精神保健指定医の診察，②診察に都道府県職員が立ち会うこと，③診察を家族等に通知するなどの手続きを踏むことができない場合に，1名の精神保健指定医の判定により自傷他害のおそれが認められたときに**72時間**に限り入院させることができるとしている。(6-39, 11-38)

☐**医療保護入院者の退院**に向けた相談支援を担う者は，**退院後生活環境相談員**となる。(22-62)

☐2013（平成25）年6月に「精神保健福祉法」が改正され義務づけられた**退院後生活環境相談員**の配置は，退院後生活環境相談員1人につき，概ね50人以下の医療保護入院者を担当すること（常勤換算としての目安）とされている。(17-62)
　✏️退院後生活環境相談員の配置の目安は，「医療保護入院者の退院促進に関する措置に

118

ついて」（平成 26 年 1 月 24 日　障発 0124 第 2 号　厚生労働省社会・援護局障害保健
福祉部長通知）において示されている。

☐ 精神科病院に入院中の者またはその家族等は，都道府県知事に対し，「**精神保健福祉**
法」に基づく**退院請求**を申し立てることができる。（12-33）

☐ **都道府県知事**は，精神科病院に入院中の者の処遇が著しく適当でないと認めるとき
は，当該病院の管理者に対し，処遇の改善のために必要な措置をとるよう命ずること
ができる。（6-44，12-33）

☐ 都道府県知事に対し**退院請求**や**処遇改善請求**を行うとき，入院患者は文書で申し立て
ることを原則とするが，口頭で請求することも認められている。（5-34，6-44，8-
33，9-35，10-33）

☐ 入院患者の処遇について，措置入院者を入院させている精神科病院または指定病院の
管理者は，措置入院者の症状などについて，定期に，最寄りの**保健所長**を経て**都道府**
県知事に報告しなければならない（**定期病状報告**）。（6-44）

☐ **厚生労働大臣**または**都道府県知事**は，精神科病院の管理者に対し，必要があると認め
るときは，入院中の者の症状・処遇に関して，報告を求め，診察録などの書類の提出
を命じることができる。（6-44，9-35）

☐ 精神科病院の管理者は，精神科病院に入院中の者について，その医療・保護に欠くこ
とのできない限度において，その行動について必要な制限を行うことができる。**身体**
的拘束を行う場合は，その理由，拘束を開始した日時，解除した日時を診療録に記載
しなければならない。**隔離**を行うにあたっては，その患者に対して隔離を行う理由を
知らせるよう努めるとともに，その内容を診療録に記載することとされている。な
お，**隔離**を行っている閉鎖的環境の部屋に，さらに患者を入室させてはならない。
（6-44，8-34，11-39）

☐ 精神障害者の**権利擁護**に関して，**信書の発受**や患者の代理人である弁護士，人権擁護
に関する行政機関職員との**面会**等は，措置入院患者はもちろん，すべての入院患者に
共通する権利であり，制限することはできない。（5-34，8-33，11-39，12-33）

☐ **精神医療審査会**は，入院患者やその家族等からの**退院請求**や**処遇改善請求**によって審
査を行い，その結果を都道府県知事に通知することなどをその義務としている。ま
た，医療保護入院の届出と措置入院および医療保護入院の定期病状報告に基づき，入
院中の患者の入院の必要性を審査する。（3-42，6-34，7-33，10-33，20-62，
22-61）

☐ **精神医療審査会**の事務局は迅速性，責任性の確保のために各都道府県の**精神保健福祉**
センターに置かれている。（12-34）

☐ **精神医療審査会**は，診療録等の書類提出を求める権限，精神保健指定医である委員に
患者の診察を行わせ，関係者に出頭を命じ審問する権限が付与されている。その責務

を全うするために都道府県が行う精神科病院の実地指導と適切な連携をとるものとする。(7-33，12-34)

☐ 審査請求を行った者が入院している病院の管理者，勤務者が**精神医療審査会委員**である場合は，その審査に加わることはできない。(12-34)

☐ 精神医療審査会は一審制であり，上級審査機関はない。そのため，**精神医療審査会**の審査結果に不服がある場合には，再度，精神医療審査会に請求できることになっている。(8-39)

☐ **精神医療審査会**は，**精神保健指定医**2人以上，法律に関する学識経験者1人以上および精神障害者の保健福祉に関する経験者1人以上の合計5人の合議体で構成され，都道府県知事が任命する。任期は2年である。(7-33，9-34，10-33)

　✐ 精神医療審査会の委員の構成は，2016（平成28）年4月1日から，改正「精神保健福祉法」によって「精神障害者の医療に関する学識経験者」（精神科医），「法律に関する学識経験者」（弁護士，検事等）のほか，「その他の学識経験を有する者」に代えるかたちで「精神障害の保健又は福祉に関する学識経験者」（精神保健福祉士，保健師等）が新たに規定された。

☐ 「**精神医療審査会運営マニュアル**」によると，「請求者，病院管理者若しくはその代理人及び合議体が認めたその他の者は，合議体の審査の場で意見を陳述することができる」とされている。(15-61)

☐ 「**精神医療審査会運営マニュアル**」によると，取り扱った退院等の請求や定期報告等の審査の資料および議事内容の記録については，少なくとも5年間は保存するものとされている。(16-61)

☐ 「精神保健福祉法」により，保健所や市町村に**精神保健福祉相談員**を置くことができるとされたが，精神保健福祉士を配置しなければならないとは規定されていない。(9-43，12-41)

　✐ 精神保健福祉相談員は，精神保健福祉士その他政令で定める資格を有する者のうちから，都道府県知事または市町村長が任命する。

☐ **精神保健福祉相談員**は，必要に応じて精神保健および精神障害者の福祉に関し，精神障害者および家族等からの相談に応じ，指導することが義務づけられている。(7-51)

2 障害者福祉に関する法制度

☐ 「障害者総合支援法」に基づく**基幹相談支援センター**は，身体・知的・精神障害者の相談支援に関する業務のほか，障害者虐待防止およびその早期発見のための関係機関との連絡調整，成年後見制度利用支援事業を必須事業とする障害者の権利擁護のために必要な支援などを行う。役割には，精神障害者の地域での相談支援体制の強化や，精神科病院への地域移行に向けた普及啓発もある。(18-63)

☐ 「障害者総合支援法」に定める**地域定着支援**の対象者は，居宅で生活する障害者である。単身で生活する障害のある人で緊急時の支援が見込まれない状況の人となる。(20-63)

☐ 障害支援区分認定の審査会は，**市町村審査会**として置かれる。また，介護給付費等を受けるには**障害支援区分**の認定が必要である。(18-61，21-66)

☐ 「障害者総合支援法」に基づく**障害支援区分**の認定を前提とするものに行動援護の利用がある。(22-63)

☐ 「障害者総合支援法」に基づく**自立支援給付**に位置づけられる居住型の支援として，**共同生活援助（グループホーム）**がある。(22-65)

☐ **自立支援医療（精神通院医療）**は，「障害者総合支援法」に基づき規定されており，精神科医療機関に通院にする場合に，医療費の9割を医療保険と公費で負担する制度である。(19-64，21-73)

☐ 認知症高齢者，知的障害者，精神障害者への金銭管理や福祉サービス利用援助を行う**日常生活自立支援事業**は，施設や病院へ入所・入院している者も利用できる。日常生活自立支援事業の実施主体は，都道府県・指定都市社会福祉協議会である。(7-35，11-40)

☐ **日常生活自立支援事業**では，福祉サービス利用援助，苦情解決制度の利用援助，住宅改造や居住家屋の貸借に関する情報提供や相談，日常生活上の消費契約および住民票の届出等の行政手続きに関する援助等，具体的な援助を担当する。また，金銭管理や通帳等の書類管理のサービスも行う。(4-20，11-40)

☐ 国際障害者年の理念を実現するため，1993（平成5）年に「**障害者基本法**」へと改正された。(17-66)

☐ 「**障害者基本法**」では障害者の定義を「身体障害，知的障害，精神障害（発達障害を含む。）その他の心身の機能の障害（以下「障害」と総称する。）がある者であって，障害及び社会的障壁により継続的に日常生活又は社会生活に相当な制限を受ける状態にあるものをいう」としている。障害の定義に治療方法が確立していない疾病を含むことが明記されているのは「**障害者総合支援法**」である。(19-63)
　🖊 社会的障壁とは，障害がある者にとって日常生活または社会生活を営むうえで障壁となるような社会における事物，制度，慣行，観念その他一切のものをいう。

☐ 「障害者基本法」に規定される**障害者政策委員会**は「委員30人以内で組織する」とされ，「障害者，障害者の自立及び社会参加に関する事業に従事する者並びに学識経験のある者のうちから，内閣総理大臣が任命する」としている。(19-63，21-63)
　🖊 障害者政策委員会は障害者基本計画の策定や変更にあたっての調査審議や意見具申を行うとともに，実施状況の監視や勧告を行うための機関として内閣府に設置された。

☐ 「**発達障害者支援法**」では，発達障害者を「発達障害がある者であって発達障害及び

社会的障壁により日常生活又は社会生活に制限を受けるもの」と規定している。(16-62)

☐ **発達障害者支援センター**では，発達障害に関して研修を行う。(23-63)

☐ 「高齢者虐待の防止，高齢者の養護者に対する支援等に関する法律」(**高齢者虐待防止法**) 第7条「擁護者による高齢者虐待に係る通報等」によれば，養護者による虐待を受けたと思われる高齢者を発見した者は，市町村への通報が努力義務となっており，その高齢者の生命または身体に重大な危険が生じている場合には，通報の義務がある。(16-70)

☐ 「**高齢者虐待防止法**」第9条「通報等を受けた場合の措置」によれば，養護者による虐待を受けたと思われる高齢者を発見したと通報を受けた市町村は，高齢者の安全確認と，虐待に関する事実確認を早急に行うとともに，高齢者虐待対応協力者（市町村と連携協力する者：地域包括支援センターや在宅介護支援センター，その他関係機関）と対応について協議することと規定されている。(16-72)

✐ 緊急性の判断や安全・事実確認の方法，援助の方向について，客観性を確保するために担当者1人での対応を避け，組織的対応により判断する必要がある。

☐ **障害福祉計画**の策定において，地域住民の個人情報を調査で明らかにすることはないし，その情報を開示することも行わない。(9-54)

☐ 「**地域保健法**」によって，都道府県は**保健所**を設置すること，市町村は**市町村保健センター**を設置することができると規定された。(9-43)

3 ｜ 社会保障制度

☐ **障害年金**は，国民年金，厚生年金，共済年金のすべてに備わっている，老齢年金，遺族年金と並ぶ公的年金の一つである。(14-44)

☐ **障害年金**は，障害の程度が変化した場合，等級が変更となることがある。(7-40)

☐ 精神障害で**障害年金**の請求手続きをするときの初診日とは，初めて医師または歯科医師の診察を受けた日のことである。(7-40)

☐ 障害年金制度において**精神の障害に係る等級判定ガイドライン**が示されている。(20-64)

✐ 2016（平成28）年9月より発表されたガイドラインで，目安とされた等級の妥当性を確認し，診断書の記載を審査し総合的に判定する。この背景には，都道府県によって認定や受給の傾向が違うことがあった。

☐ 障害の状態が障害厚生（共済）年金1級および2級に該当する場合は，**障害基礎年金**も併せて支給される。(2-40)

✎ 税制上の優遇措置

種類	区分※1	控除額
所得税の障害者控除	障害者	27 万円
	特別障害者	40 万円
	同居特別障害者	75 万円 （特別障害者の 40 万円に 35 万円を加算した金額）
住民税の障害者控除※2	障害者	26 万円
	特別障害者	30 万円
	同居特別障害者	53 万円 （特別障害者の 30 万円に 23 万円を加算した金額）
相続税の障害者控除	障害者	85 歳に達するまでの年数 1 年につき 10 万円
	特別障害者	85 歳に達するまでの年数 1 年につき 20 万円
贈与税の非課税	障害者	精神に障害がある方については，信託受益権の価額のうち 3,000 万円まで
	特別障害者	精神に障害がある特別障害の方については信託受益権の価額のうち 6,000 万円まで
預貯金利子等の非課税	障害者 特別障害者	元本の合計額 350 万円までの預貯金，合同運用信託，特定公募公社債等運用投資信託および一定の有価証券。額面の合計額 350 万円までの国債および地方債

また，精神障害者で 1 級の場合，障害者本人または生計同一者・常時介護者が運転する場合等で自動車税の減免が適応される。

※1

区分	精神障害者保健福祉手帳の等級
障害者	2 級・3 級
特別障害者	1 級
同居特別障害者	扶養親族等と常に同居する特別障害者

※2 所得税法上の前年度の所得が 125 万円以下の場合，個人住民税が非課税となる。

〈2021 長坂・坂口〉

❏ 障害基礎年金は，20 歳以上で精神または身体に著しく重度の障害があるため，日常生活において常時特別の介護を必要とする状態，または日常生活が著しい制限を受けるか，または日常生活に著しい制限を加えることを必要とする程度の者の障害者に支給される。(6-43)

❏ 20 歳以前に初診日がある障害児・者が 20 歳になった場合に，障害年金 1 級および 2 級の障害の状態にあるときは，保険料を納めていなくても（無拠出年金），障害基礎年金を受給できる。(2-40)

❏ 障害厚生年金 3 級該当者には，報酬比例の年金額に加え，障害基礎年金は支給されない。(5-43)

❏ 厚生年金保険加入者で，障害厚生年金 3 級の障害よりやや程度の軽い障害が残ったときに支給されるものとして，障害手当金がある。(22-68)

❏ 障害基礎年金 1，2 級の障害程度は，精神障害者保健福祉手帳 1，2 級のそれとそれぞれ同じである。(5-43)

☐ 障害基礎年金は，国民年金に加入している期間中に障害等級の 1 級，2 級に該当する
程度の障害者となった場合に，一定の保険料納付要件を満たしているときに支給され
る。(6-43)

☐ 障害基礎年金を受給することになった場合は，届出をすれば国民年金の保険料が免除
される。障害基礎年金，障害厚生年金，障害共済年金は，原則として事前の保険料拠
出を条件としている。(6-43，7-40)

☐ 20 歳前に障害を負った場合の障害基礎年金では，本人に一定以上の所得がある場合
に，年金が停止，または減額となる。(7-40)

☐ 健康保険に加入している精神障害者は，医師の指示に基づいて看護師から訪問看護を
受けた場合，保険給付がなされる。(16-63)

☐ 国民健康保険の高額療養費制度には，保険医療機関窓口での支払いを自己負担限度額
までに抑えられる制度がある。(21-64)

☐ 雇用保険制度における失業等給付のうち，障害者等の就職困難者を対象には，一般求
職者給付における基本手当がある。(15-71)

☐ 傷病手当金の支給額は，1 日について標準報酬日額の 3 分の 2 に相当する額が支給さ
れる。(13-49)

☐ 相続人が 85 歳未満で障害者のときは，相続税の額から障害者控除が受けられる。
(13-46)
　🖉障害者は一般障害者（身体障害：3〜6 級，精神障害：2〜3 級）と特別障害者（身体
　障害：1，2 級，精神障害：1 級）に区別される。

☐ 生活保護を受けている者で精神障害者保健福祉手帳 1 級，2 級を所持している場合，
要件を満たせば障害者加算が算定される。(4-35，9-42)

☐ 生活保護の申請窓口は，現在の居住地を所管する福祉事務所である。(14-46)

☐ 生活保護の医療扶助では，通院移送費が含まれる。(21-65)

☐ 精神障害者保健福祉手帳を所持している場合には，生活福祉資金貸付制度を利用する
ことができる。(9-42)

☐ 生活福祉資金は，低所得世帯，高齢者や障害者のいる世帯に対し，低利あるいは無利
子で必要な資金を貸し付ける制度である。(2-40)

☐ 生活福祉資金の貸し付けは，資金の種類に応じて，低所得世帯，障害者世帯などに区
分され，精神障害者世帯もその対象となり，都道府県社会福祉協議会によって行われ
ている。(7-35)

- 成年後見制度では，判断能力の不十分な者を保護する理念と，自己決定の尊重，残存能力の活用，ノーマライゼーション等の理念の優先との調和が重視されている。(8-33)

- 市町村長は，精神障害者の福祉を図るため必要があると認めるときは，家庭裁判所に対し後見，保佐，補助の開始等の審判を請求することができる。(12-33)

4 ┃ 精神障害者保健福祉手帳

- 精神障害者保健福祉手帳の交付を受けた者は，所得税や住民税の障害者控除など税制上の優遇措置を受けることができる。前年の所得が一定額以下の場合，他の障害者と同様に，住民税は非課税となる。(1-43，2-41，11-37，18-62)

- 精神障害者保健福祉手帳の申請の窓口は市（区）役所・町村役場である。判定は都道府県，指定都市の精神保健福祉センターで行われる。障害等級は，障害の程度に応じて，重度なものから1級，2級，3級に区分されている。(2-41，11-37，21-20)

- 精神障害者保健福祉手帳の申請には，診断書または精神障害による障害年金等給付を受けている年金証書の写しと精神障害者（申請者）本人の顔写真等を添えて行う。(11-37，21-61)

- 精神障害者保健福祉手帳の交付は原則本人による申請であるが，本人が無理な場合は，家族，医療機関の職員等が手続の代行をすることができる。(11-37)

- 精神障害者保健福祉手帳の有効期間は2年だが，その間でも精神障害の状態が変わったと思われるときは，障害等級の変更の申請を行うことができる。(3-35，11-37)

- 精神障害者保健福祉手帳の交付を受けた者については，年金の等級が自動的に決定されることはない。(3-35)

- 精神障害者保健福祉手帳の交付の可否の決定については，申請を受理したときから概ね1カ月以内に行うことが望ましいとされる。(13-40)

- 所得税や住民税などで特別障害者控除の対象となる特別障害者とは，精神障害者保健福祉手帳1級の者をいう。(1-43，4-35，12-44)

- 精神障害者への経済的な支援において，精神障害者保健福祉手帳所持者のうち，障害等級2級の者は所得税の障害者控除の対象である。(23-64)

- 「精神障害者保健福祉手帳障害等級判定基準」でいう2級に該当する能力障害の状態は，家族や知人・近隣等と適切な意思伝達や協調的な対人関係づくりが，援助なしにはできない。また調和のとれた適切な食事摂取を援助なしに行うことができない。また，社会的手続きをしたり，一般の公共施設を援助なしに利用することができない。金銭管理や計画的で適切な買物が援助なしにはできないものをいう。(4-41)

		1級	2級	3級
能力障害の状態	❶調和のとれた適切な食事摂取	できない	援助なしにはできない	自発的にできるが なお援助を必要とする
	❷洗面・入浴・更衣・清掃などの身辺の清潔保持			
	❸金銭管理能力, 計画的で適切な買い物			概ねできるが なお援助を必要とする
	❹規則的な通院・服薬			
	❺家族や知人・近隣との適切な意思伝達, 協調的な対人関係づくり			なお十分といえず不安定
	❻身辺の安全保持, 危機的状況での適切な対応			概ねできるが なお援助を必要とする
	❼社会的手続き, 一般公共施設の利用			
	❽社会情勢や趣味・娯楽への関心, 文化的社会的活動への参加	関心がない・ できない	関心が薄い・ 援助なしにはできない	関心はある・ なお十分といえず援助を必要とする

備考(年金の等級との関係)	障害基礎年金1級程度	障害基礎年金2級程度	障害厚生年金3級より広い範囲
	単独での日常生活が困難な者	日常生活に著しい制限を受ける者	日常生活, 社会生活に制限を受ける者

〈2021 長坂・坂口〉

☐ 自動車税の減免を受けられるのは, 精神障害者保健福祉手帳1級所持者であり, 自立支援医療費受給者証等により通院の事実を確認できる者に限る。(9-42, 12-44)

☐ 都道府県知事は, その必要があるときは, あらかじめその指定する指定医をして診察をし, 精神障害の状態がなくなったと認めるときは, 精神障害者保健福祉手帳の返還を命じることができる。(9-42)

5 │ 行政・民間組織と障害福祉サービス

☐ 都道府県が設置する保健所の精神保健福祉業務は, ①企画調整, ②普及啓発, ③研修, ④組織育成, ⑤相談, ⑥訪問指導, ⑦社会復帰および自立と社会参加への支援, ⑧入院等関係事務, ⑨ケース記録の整理および秘密の保持等, ⑩市町村への協力および連携となっている。(14-51, 17-66)

✏️ 保健所の精神保健福祉業務については,「保健所及び市町村における精神保健福祉業務について」(平成12年3月31日 障第251号 厚生省大臣官房障害保健福祉部長通知)の別紙「保健所及び市町村における精神保健福祉業務運営要領」において, 具体的に示されている。

☐ 保健所は, 地域精神保健福祉業務の中心的な機関であり, 薬物やアルコール, ひきこもり, 認知症などの専門相談を嘱託医が定期的に行っている。(17-72)

☐ 保健所の精神保健福祉業務のひとつに**医療保護入院**の入院届の受理がある。（23-65）

☐ 保健所で行われるボランティア講座や広報・普及活動などでは，コミュニティワークの援助技術が用いられる。（2-60）

☐ 保健所の精神保健福祉士の初めての訪問では，訪問について家族が本人にどのように話しているか，本人がどのように受け止めているかなどを確かめ，訪問してもできることとできないことを家族にはっきりと話す。また，保健所が行う訪問指導は，本人，家族に対する十分な説明と同意の下に行うことが原則であるが，危機介入的な訪問の場合は同意がなくても行うことができる。（2-67，7-59）

☐ 保健所の精神保健福祉士が，家族の要請で訪問する場合は，事前に訪問の目的や内容等について家族と話し合い，了解し合ってから実施する。初めての訪問に対して本人が嫌がったなら，本人の希望や意思などを確かめ，部屋に入るべきではない。（2-67）

☐ **地域活動支援センター機能強化事業**において，地域活動支援センターⅠ型は，地域のボランティア育成や障害に対する理解促進を図るための普及啓発等の事業を実施する。（15-66）

☐ **就労継続支援B型**の対象者は，就労移行支援事業等を利用したが一般企業等の雇用に結びつかなかった者や，就労の機会等を通じ，生産活動の知識・能力の向上や維持が期待される者である。（14-47）

☐ 要介護認定を受けた後でも，**就労継続支援B型**のサービスを利用できる。（15-65）

☐ **地域包括支援センター**では，①要介護状態の予防を行う介護予防ケアマネジメント事業，②高齢者が地域生活を継続することができるよう支援する総合相談・支援事業，③高齢者の虐待防止や早期発見，成年後見制度の利用促進などを行う権利擁護事業，④介護支援専門員に対する相談・助言等を行う包括的・継続的ケアマネジメント事業の4つの事業が実施されている。（16-71）

☐ **基幹相談支援センター**は，地域における相談支援の中核的な役割を担い，地域の相談機関・関係機関の連携支援などの相談支援業務を総合的に行う。（20-71）

☐ セルフヘルプグループである「**アルコホーリクス・アノニマス（AA）**」には，パワーレスの認知から始まる**12のステップ**という回復への指針がある。アルコール依存からの克服を目指す**断酒会**は，セルフヘルプグループの一つである。断酒会の例会では，精神保健福祉士がファシリテーターの役割をとる時期もあるが，基本的には専門家に依存せず，同じ病気の体験者同士あるいは同じ障害に苦しむ人々が，そのつらさを分かち合い，支え合う関係を重視する。（2-61，9-63，9-65，23-66）

☐ **アルコホーリクス・アノニマス（AA）**は，**アルコール依存症者**が飲酒せずにミーティングを通じて体験を分かち合い，相互の回復していくことを目的とした**自助グループ**であり，**匿名性（アノニマス）**を基盤としアルコール依存症からの回復を目的として

いる。（17-68）

- [ ] **断酒会（全断連）**は，家族等を含め，アルコール依存症者がお互いの酒害体験を話し，聴くことにより自己洞察を深め回復を目指していく**自助グループ**である。（17-68）

- [ ] **ピアサポーター**は，**当事者スタッフ**，**ピアスタッフ**とも呼ばれる。自らの経験を生かして，仲間（ピア）としてサポートする者である。退院に不安を持つ人に対して，同じ経験を持つ人の立場から退院への気持ちになれるよう支援する。（18-64）

- [ ] 児童への虐待が疑われる場合は，最寄りの児童相談所に通告しなければならない。（12-60）
  ✎ 児童福祉法第25条（要保護児童発見者の通告義務）

- [ ] **精神保健福祉センター**は，保健所，市町村および関係機関に対して，専門的立場から技術指導や技術援助を行う。（4-42，8-42）

- [ ] **精神保健福祉センター**の業務は，①企画立案，②技術指導および技術援助，③人材育成，④普及啓発，⑤調査研究，⑥精神保健福祉相談，⑦組織育成，⑧精神医療審査会の審査に関する事務，⑨自立支援医療（精神通院医療）ならびに精神障害者保健福祉手帳の判定等の業務となっている。2002（平成14）年度から，精神保健福祉センターには，精神障害者保健福祉手帳交付の際の判定や精神医療審査会の事務局の役割が加わった。都道府県に設置義務があり，精神障害者を支援する機関とされている。（5-38，8-39，16-77，18-77，20-65，20-77，21-20）

- [ ] **精神科救急情報センター**の相談窓口は，原則24時間体制とし，精神保健福祉士等の精神保健福祉士施策に精通したものを置くとされている。（10-37）
  ✎ 精神科救急医療体制整備事業は，急性期患者への適切な医療体制を更に充実させるため，身体合併症を含め24時間対応する情報センターの機能強化，身体合併症対応施設の創設，診療所などに勤務する精神保健指定医の救急医療機関での診療協力体制の構築など，地域の実情に応じた精神科救急医療体制を強化することを目的としている。

- [ ] **精神科救急情報センター**には，精神保健福祉士等の精神保健福祉施策に精通した職員が配置されなければならない。（9-38）

6 ┃ 更生保護制度

- [ ] **更生保護施設**は，「更生保護事業法」における更生保護法人が主に設置する施設であり，刑務所出所者や保護観察中の人のなかで，住居や引受人がいないなどの理由で適切な居住地が見つからず生活の場が確保できない人を一定期間保護し，適切な処遇を行うことで円滑な社会復帰や自立更生を助ける機関である。（17-71，18-65）

- [ ] **更生保護施設**の役割として自立に向けた**就労支援**がある。生活基盤を提供し金銭管理の支援や**社会復帰**に向け再犯を防止する役割もある。（20-66）

- ☐ 更生保護女性会は，地域の犯罪や非行の予防活動と犯罪をした対象者や非行のある少年の更正支援活動を行っている。**自主性・創造性・無償性**による改善・更生に協力するボランティア団体である。（18-65，20-66）

- ☐ 更生保護制度では仮釈放者は，**自力更生促進センター**に入所することができるとされている。（23-67）

- ☐ BBS 会（big brothers and sisters movement）は「兄や姉」といった身近な存在として，非行少年たちと共に悩み・学び・楽しみながら支援する**青年ボランティア団体**である。（18-65，20-66）

- ☐ 犯罪をした者および非行のある少年の改善更生を助けることが，**保護司**の使命の一つである。保護司の身分は，法務大臣から委託される非常勤の国家公務員であり，無給のボランティアとなる。（15-65，18-65）

- ☐ 保護司は**法務大臣からの委託を受けた非常勤の一般職国家公務員（無給）**であり，任期は 2 年で再任は可能である。（18-65，20-66）

- ☐ **地域生活定着支援センター**は，高齢者や障害者で矯正施設（刑務所・拘置所・少年刑務所など）に収容された対象者のうち，退所後に行き場所のない対象者に対して，必要な福祉サービスが受けられるよう支援につなげるために設置されている。少年院から退院する者も支援の対象者に含まれる。（20-66，21-67）

- ☐ **自立準備ホーム**とは，あらかじめ保護観察所に登録された NPO 法人，社会福祉法人などが，それぞれの特長を生かして，身寄りのない出所者や保護観察の人々の自立を促す施設である。（16-66）

- ☐ 仮釈放者や保護観察付執行猶予者に対して定められている**特別遵守事項**（「更生保護法」第 51 条）に，「医学，心理学，教育学，社会学その他の専門的知識に基づく特定の犯罪的傾向を改善するための体系化された手順による処遇として法務大臣が定めるものを受けること」が定められており，その一つに覚せい剤事犯者処遇プログラムがある。（17-70）

7 | 医療観察法

- ☐ 「心神喪失等の状態で重大な他害行為を行った者の医療及び観察等に関する法律」（医療観察法）の対象となる重大な他害行為は，殺人，放火，強盗，強制性交等，強制わいせつ（以上，未遂も含む），傷害である。（7-20，21-68）

- ☐ 「医療観察法」における指定入院医療機関の指定は，**厚生労働大臣**が行う。指定入院医療機関の中から入院先を決定するのは**地方裁判所**である。指定入院医療機関の管理者の申請による退院も，**地方裁判所の審判**により決定する。（18-66）

- ☐ 「医療観察法」の重要な構成要素は，①処遇の要否および内容を決定する審判手続き，

②指定入院医療機関における医療，③地域社会における処遇である。「医療観察法」における**精神保健観察**は，保護観察所の**社会復帰調整官**が行う。(7-20)

☐ **地域社会における処遇**の期間中は，原則として「**医療観察法**」と「**精神保健福祉法**」の双方が適用される。(7-20)

☐「医療観察法」において，指定入院医療機関に入院している者またはその保護者による**処遇改善**の請求先は，**厚生労働大臣**である。(18-67)

☐「医療観察法」において，鑑定を行う医師は，当該鑑定の結果に入院の要否についての意見を付さなければならない。また，**鑑定入院**では，薬物療法の実施が認められている。(14-38，15-68)

☐ **鑑定入院**は，医学的観点から「医療観察法」に基づく入院による医療の必要性について意見をまとめ，検査・診断のみならず，精神科治療も行われる。(22-67)

☐「医療観察法」による**地域社会における処遇**は，保護観察所を中心として，指定通院医療機関，都道府県・市町村との連携を軸に行われる。通院決定を受けた者は通院医療を担当する通院医療機関を**厚生労働大臣**に指定され，通知される。選定にあたって対象者の希望は勘案されるものの，任意に選択できるわけではない。(8-14)

☐「医療観察法」による**地域社会における処遇**の期間は，自立支援医療制度は適用されない。(8-14)

☐「**医療観察法**」において，その処遇に携わる者は法の目的を踏まえ，対象者が円滑な社会復帰ができるように努めなければならないとしている。(9-41)

☐「**医療観察法**」の**目的**には，対象者の処遇を決定する手続きと，医療の確保や必要な観察および指導，病状の改善，再発の防止だけでなく，社会復帰の促進が謳われている。(8-40)

☐「**医療観察法**」に定められている**対象者**および**保護者**は，弁護士を**付添人**に選任することができる。(8-40，10-42，12-39)

☐「**医療観察法**」において，**保護観察所**に配置されている**社会復帰調整官**は，精神保健福祉士その他の精神障害者の保健および福祉に関する専門的知識を有する者と定められている。(10-37)

☐「**医療観察法**」で，**社会復帰調整官**の業務は，地方裁判所の求めに応じて，対象者の生活環境の調査を行い，その結果を報告すること，指定入院医療機関に入院中の対象者のために，退院後の生活環境の調整を行うこと，対象者の通院治療の状況や生活状況を見守り（**精神保健観察**），継続的な医療が受けられるように必要な指導援助，関係機関相互間の連携の確保，を行うと規定されている。(7-37，9-39，20-68)

☐「**医療観察法**」の**社会復帰調整官**には，精神保健福祉士その他の精神障害者の保健お

および福祉に関する高い専門知識を有する者が配置されることになっており，保護司では社会復帰調整官にはなれない。(8-14，12-18)

☐ 「医療観察法」に基づく指定入院医療機関に入院中の対象者については，生活環境の調整や退院あるいは退院後の通院治療におけるケアも**社会復帰調整官**が担う。(11-21)

☐ 「**医療観察法**」に規定された**社会復帰調整官**の行う生活環境の調整計画の内容は，対象者の退院後の住居，生計の確保，家族との関係調整，退院後の医療や援助の内容等である。(8-40，12-39)

☐ 「**医療観察法**」の規定により，保護観察所の**社会復帰調整官**は，対象者の通院治療の状況や生活状況を見守り，継続的な医療が受けられるよう**精神保健観察**を行う。(9-39)

☐ 「医療観察法」では，通院医療の継続が必要な場合は，**保護観察所の長**が延長の申し立てを行うとされている。(23-62)

☐ 「**医療観察法**」の規定による**精神保健参与員**は，地方裁判所が対象者の処遇に関する審判を行う際に，処遇の要否について意見を述べる。精神保健参与員は，厚生労働大臣が作成した名簿に基づき選ばれ，各事件について1人以上と定められている。(8-40，9-39，12-39，22-64)

☐ **精神保健参与員**は，「医療観察法」の裁判において精神保健福祉分野の専門職の立場から精神障害者の社会復帰に意見を述べ，専門分野の知識と経験から助言を行う。(19-69)

☐ **精神保健参与員**は，処遇事件ごとに精神保健福祉士その他の精神障害者の保健および福祉に関する専門的知識および技術を有する者の中から指定される。(12-39)

☐ 「医療観察法」において，**精神保健参与員**は地方裁判所が指定する特別職公務員という位置づけで，職務執行には**守秘義務**が課せられている。(15-69，18-68)

☐ 「医療観察法」に規定された**精神保健審判員**は，精神障害者の医療に関する学識経験に基づき，処遇事件ごとの合議体で意見を述べなければならない。(9-39)

☐ 「医療観察法」は，通院医療を続けていた人がこの法による医療の終了を希望する場合は，**地方裁判所**に申し立てることができると規定している。著しく不当な理由による入院であると考える付添人であっても，選任者である保護者の意思に反し自らの権限で抗告することができない。(10-42)

☐ 「医療観察法」では，対象者，保護者または付添人は，ともに重大な事実の誤認または著しい処分の不当を理由とする場合に限り，2週間以内に**抗告**することができる。(12-39)

- 恩赦は，検察官，刑事施設および保護観察所の長が，職権または恩赦の対象となる者からの出願により，中央更生保護審査会に上申する。(20-67)

8 ｜ 社会調査

- 社会調査においては，倫理的配慮として，調査目的および調査対象者の自発的な協力であり拒否する権利があること，個人情報やプライバシーを保護すること，調査データを目的以外に使用しないことを調査対象者に説明する必要がある。(18-69)

- 精神障害者の地域生活の支援体制づくりを目的にする社会福祉調査は，客観的資料となる行政統計を中心にする場合でも，行政の精神保健福祉担当者が主導するのではなく，地域住民と協働して行うものである。(2-63)

- 量的調査データを分析することで（ソーシャルワークリサーチ），援助活動を検証する。(12-51)

- 自計式調査とは，調査票または質問紙（アンケート）に調査対象者が自分で記入する形式を指し，自記式調査とも呼ばれる。一方，調査員が対象者に口頭で質問し，聞き取りをしながら記入するものを他計式調査という。(16-69)

- WHOQOL-26 は，身体的領域，心理的領域，社会的関係，環境の 4 領域，「全般的な生活の質」を問う質問項目 2 つからなる全 26 項目から構成されており，精神障害者にも用いることができる。(8-52)

- クオリティオブライフ評価尺度（Quality of Life Scale；QLS）は，非入院中の統合失調症者の生活の質を明らかにするために用いることができる。(8-52)

- フォーカスグループインタビューは，利用者が生活の質の向上のために専門職に何を期待しているかを明らかにするために用いることができる。(8-52)

- グラウンデッドセオリーアプローチは，領域密着型の質的研究法であり，精神科病棟での患者の生活の質に関する理論を生成するために用いることができる。(8-52)

- 多段抽出法は標本の抽出を複数の段階で行う方法であり，母集団のいくつかのグループから対象のグループを無作為に抽出し，そこからさらに分けられたグループを無作為に抽出することを繰り返し，最終的に対象者を無作為に抽出する方法である。(20-69)

- ミックス法（混合研究法）は，一つの調査のなかで質的調査および量的調査の複数のアプローチを用いる方法である。(20-69)

- 縦断調査（時系列調査）は，一定の時間間隔を空けて何回もデータをとる調査である。(20-69)

☐ シングルシステムデザイン（単一事例実験計画法）は，一つのシステムとなる個人，家族，小集団，組織，地域などを調査の対象として実施する方法である。(20-69)

☐ ランダム化比較試験（RCT）は，調査の対象となる集団を無作為に複数の群に分けて，介入・治療などの試験的操作の影響・効果を明らかにする比較研究の手法である。(21-69)

☐ 質的調査の方法として，特定の文化や人間集団の生活様式を調査するエスノグラフィーがある。(22-69)

Memo

Memo

精神障害者の生活支援システム VI

☐ 精神障害の特徴として，疾病と障害の併存があげられる。(15-73)

☐ 精神障害の特性として，仲間同士の交流は，日々の生活の対処能力を高めることにつながる。さらにさまざまな場面への活動や参加は，健康状態の向上へと導くことになる。(17-73)

☐ 「地方公務員法」（第34条）において，「職員は，職務上知り得た秘密を漏らしてはならない。その職を退いた後も，また，同様とする」とされている。(16-80)

☐ リカバリーとは，疾病の治癒や障害の消失または発病の前に戻ることではなく，新たな自分の人生や価値を見出すものである。(18-76)

☐ 「障害者虐待の防止，障害者の養護者に対する支援等に関する法律」（障害者虐待防止法）における虐待の種別は5類型あり，「身体的虐待」「心理的虐待」「放棄・放置」「性的虐待」「経済的虐待」となる。また，擁護者による障害者虐待（18歳未満の障害者について行われるものを除く）を受けたと思われる障害者を発見した場合には速やかにこれを市町村に通報しなければならないとされている。「障害者基本法」に規定されている障害者が対象となる。(19-73)

☐ 市町村の精神保健福祉業務である精神障害者保健福祉手帳の申請受理は，「社会復帰及び自立と社会参加への支援」に相当する。なお申請に対する判定業務は精神保健福祉センターが実施する。(19-76)

☐ 「障害者基本法」において障害者の定義に「社会的障壁」が含まれており，「障害がある者にとつて日常生活又は社会生活を営む上で障壁となるような社会における事物，制度，慣行，概念その他一切のものをいう」と規定されている。そのほかに障害者の定義に「社会的障壁」が含まれている法律は，「障害者差別解消法」である。(20-73)
🖊 「障害者差別解消法」とは，「障害を理由とする差別の解消の推進に関する法律」のことである。

☐ 障害者の権利に関する条約（障害者権利条約）は2006年に国連総会で採択されたものの，日本では2014（平成26）年に批准された。(20-73)

☐ 国際人権規約は1966年に国連総会で採択され，日本は1979年に批准している。この規約は社会権規約（A規約）と自由権規約（B規約）からなる。(20-74)

☐ 全国の医療施設を利用する患者を対象として，その傷病や状況などの実態と医療行政の基礎資料を得る目的として，患者調査の概況につき厚生労働省が3年に1回調査を実施している。(22-73)

2 | 居住支援

❏ 住宅入居等支援事業（居住サポート事業）では，本人と家主等との入居契約の手続支援を行う。(16-75)

❏ 希望する者は，「障害者の日常生活及び社会生活を総合的に支援するための法律」（障害者総合支援法）に基づく共同生活援助（グループホーム）への入居前に体験的な利用ができる。(17-75)

❏ 「障害者総合支援法」の自立生活援助のサービスとは，おおむね週に 1 回以上，利用者の居宅を訪問し日常生活全般の状況等の把握を行うものであり，公共料金や家賃の支払い状況の確認も含まれる。(22-74)

❏ 在宅精神障害者の地域生活上のさまざまな困難に対するホームヘルプサービスは，一人ひとりのニーズを満たすための生活支援サービスとなる。在宅精神障害者の生活支援に関して，精神障害のために身の回りを整えておくことが難しい場合，快適な地域生活を過ごすための訪問サービスが活用される。(3-66)

❏ 「障害者総合支援法」に基づく宿泊型自立訓練には，所得に応じた利用者負担上限額が設けられている。(23-73)

3 | 就労支援

❏ 2013（平成 25）年に改正された「障害者の雇用の促進等に関する法律」（障害者雇用促進法）は，障害者雇用の促進と職業の安定を図ることを目的としている。また，障害者とは「身体障害，知的障害，精神障害（発達障害を含む）その他の心身の機能障害があるため，長期にわたり，職業生活に相当の制限を受け，又は職業生活を営むことが著しく困難な者」と規定している。障害者雇用促進法のなかには障害者雇用率が設定され，障害者雇用率の達成が義務づけられている。(3-40, 6-42)
　✎ 2018（平成 30）年 4 月からは精神障害者も雇用義務の対象となった。

❏ 「障害者雇用促進法」による施策の対象となる精神障害者は，統合失調症，躁うつ病またはてんかん以外の者についても，精神障害者保健福祉手帳を保持しており，症状が安定し，就労が可能な状態にある者であれば対象とされている。(7-42)

❏ 「障害者雇用促進法」では，採用後に精神障害となった人の場合でも，障害者雇用率への算定が適用される。(8-44)

❏ 「障害者雇用促進法」において，国，地方公共団体は雇用の促進とその職業の安定を図るための必要な施策を，障害者の福祉に関する施策との有機的な連携を図りつつ総合的かつ効果的に推進するものとした。(9-41)

❏ 障害者雇用納付金制度は，法定雇用率が未達成である常用労働者 100 人を超える企

業から納付金を徴収して，雇用率達成企業に調整金・報奨金あるいは助成金を支給する制度である。(9-44)

☐ 障害者雇用を義務づける制度としては，**法定雇用障害者数の算定**は，週所定労働時間 20 時間以上 30 時間未満の短時間労働者の場合 0.5 人としてカウントされる。(13-42)

　🖊 障害者雇用率制度とは，「常用雇用労働者数」が 43.5 人以上の一般事業主は，その「常用雇用労働者数」の 2.3％以上の身体障害者または知的障害者を雇用しなければならないことを義務づけた制度である（令和 3 年 3 月 1 日より法定雇用率が引き上げられた）。

☐ 障害者を 5 人以上雇用する事業所では，**障害者職業生活相談員の選任**を義務づけている。(11-44)

☐ 法定雇用障害者数が 1 人以上となる事業主は，毎年 6 月 1 日現在の**障害者雇用状況報告書**を厚生労働大臣に報告しなければならない。(11-44)

☐ 厚生労働省による障害者雇用の状況等に関し，「令和元年障害者雇用状況の集計結果」によれば，民間企業における障害者の実雇用率は企業の規模が大きいほど高い。(23-75)

☐ 「障害者雇用促進法」に基づく障害者雇用率の算定には，**精神障害者保健福祉手帳の所持**が前提となる。(23-76)

☐ **障害者職業センター**の種類として，**障害者職業総合センター，広域障害者職業センター，地域障害者職業センター**の 3 類型が規定されており，地域障害者職業センターは 47 都道府県と 5 支所に設置されている。(12-43，19-75)

☐ 地域障害者職業センターでは，障害者職業カウンセラーが配置され，職業評価，職業指導，職業リハビリテーション計画策定などを行う。また，その業務として職場復帰支援（リワーク支援）の実施と職場適応援助者（ジョブコーチ）の派遣がある。(1-42，6-42，18-78，21-75)

　🖊 地域障害者職業センターでは障害者に対する専門的な職業リハビリテーションサービス，事業主に対する障害者の雇用管理に関する相談・援助，地域の関係機関に対する助言・援助を実施している。

☐ 地域障害者職業センターは，支援対象障害者に対して，その障害および程度に応じ，必要な職業準備訓練を行う。(11-44)

☐ 「障害者の雇用の促進等に関する法律」（第 22 条）で，**地域障害者職業センターの基幹業務**の一つとして，地域の就労支援機関に対する助言・援助等の業務が位置づけられている。(14-43)

☐ 職場開拓にあたり，**ハローワーク**が求人情報を，**地域障害者職業センター**が事業所一覧を持ち寄って，チームで検討することはあるが，地域障害者職業センターが過去に就職した者の名簿の一覧を持ち寄ることはない。(8-60)

❏ **地域障害者職業センターのリワークアシスタント**とは，企業を休職中で職場復帰が可能な人がスムーズに職場復帰できるよう支援する職種である。（15-79）

❏ **地域障害者職業センターの障害者職業カウンセラー**の業務には，精神障害者の職場復帰支援がある。（15-79）

❏ **精神障害者総合雇用支援**の利用に際しては**精神障害者保健福祉手帳**を取得していなくてもよい。（15-78）

❏ **精神障害者総合雇用支援**は，職場復帰に向けた精神障害者の同意に基づき，事業主，主治医等の連携によって，新規雇入れ，職場復帰，雇用継続に係る総合的な支援を**地域障害者職業センター**で行うものである。（10-44，11-42，13-50，14-48）

❏ **ジョブガイダンス事業**は，公共職業安定所（ハローワーク）から医療機関等に出向き，利用者向けの就職活動に関する知識や方法等についてのガイダンスおよび職員向けの精神障害者等の雇用状況等に関するガイダンスを実施することにより，就職に向けた取り組みを的確に行えるよう援助を実施する事業である。（8-43）

❏ **障害者試行雇用（トライアル雇用）事業**は，3カ月の試行雇用をして事業主への雇用の契機をつくり，一般雇用への移行を促進するものである。（7-42，12-42）

❏ **障害者就業・生活支援センター**による就労支援では，精神障害者保健福祉手帳の所持の有無は問わない。障害者職業センターなど関連機関等と協力して，生活面と就業面の一体的支援を提供する。職業生活における自立を図るために，就業およびこれに伴う日常生活上または社会生活上の支援を行う。（11-44，7-39，7-42，18-78）

　🖉 障害者就業・生活支援センターは，障害者の身近な地域において，雇用，保健福祉，教育等の関係機関の連携拠点として，就業面及び生活面における一体的な相談支援を実施する。

❏ 社会福祉法人やNPO法人等が運営する**障害者就業・生活支援センター**は，関係機関と連携する拠点として，就業面と生活面における一体的な相談支援を行う。（9-44）

❏ **障害者就業・生活支援センター**は，該当する法人の申請により，都道府県知事が指定する。（12-43）

❏ 精神障害者の**地域生活支援**に関して，障害福祉サービスを担う民間組織には，特定非営利活動法人がある。（21-76）

❏ 精神障害者は，**一般職業能力開発校**や民間の**能力開発施設**を利用することができる。（8-43）

❏ 障害者の**職業能力開発**は，企業や社会福祉法人などに委託して行われることがある。（11-42）

❏ ハローワークは，職業紹介を行う場合において，求人者から求めがあるときは，当該

障害者の職業能力に関する資料を提供する。（12-43）

☐ 精神障害者の就労支援を推進する**職場開拓**には，コミュニティワークの援助技術が重視されている。（2-60）

☐ 精神保健福祉士が行う**就労支援ネットワーク**では，就労支援サービスを提供する機関の特色を把握する。（12-66）

☐ **就労支援ネットワーク**の構築においては，地域就労支援システム化を図ることも，関係機関の特色ある機能を重視することも必要である。就労支援ネットワーク構築の一環として，就労ニーズに合わせたサービスの開発・改善に取り組む。障害者雇用に関心のある事業主のネットワークづくりを支援する。さらに，働く精神障害者による集いの場づくりを支援する。（12-66）

☐ **クラブハウスモデル**とは，1948年にニューヨークで始められた「**ファウンテンハウス**」の活動をモデルとしたものである。当事者（メンバー）が**クラブハウス**（地域拠点）の運営にも主体的に参加し，セルフヘルプ（自助活動）による相互支援を通じて障害からの回復を目指すもので，過渡的雇用等の職業的リハビリテーションを重視している。（18-76）

☐ **クラブハウスモデル**は，私たちは独りぼっちではない（We are not alone：WANA）の合言葉から始められ，**当事者**が**主体的**に運営し相互支援を通じて障害からの回復を目指すものである。（20-76）

☐ **IPSモデル**（Individual Placement and Support）は個別職業紹介とサポートによる援助つき雇用の**就労支援**プログラムである。（18-76，20-76）

☐ **ジョブコーチモデル**とは，個別就労，つまり障害のある人に対して，ジョブコーチがマンツーマンで支援を行う支援モデルである。（18-76）

☐ **ソーシャルファーム**とは，障害者など不利な立場にある人の安定的な雇用・賃金確保という社会的な課題の解決を目的として活動している企業や組織のことである。（18-76）

☐ 就労支援における**初回面接**では，クライエントの作業能力・適性を評価するのではなく，本人の希望や就労イメージなどを話してもらうなかで，まずはクライエントの気持ちを受容し本人の主訴および課題に関する情報収集と明確化を行う。（12-61）

☐ **職場適応援助者**（**ジョブコーチ**）は，地域障害者職業センターに配置される場合や社会福祉法人等に配置される場合がある。地域障害者職業センターの配置型，社会福祉法人等に所属している訪問型，障害者雇用企業に所属する企業在籍型の3種類がある。ジョブコーチ支援事業は，障害者に対して，職場での適応を容易にし，職場定着を支援するための事業である。（8-43，9-44，11-42）

☐ 精神障害者の就労支援において，**ジョブコーチ**は，利用者のワークパーソナリティに

焦点を当てるが，ティーチ（TEACCH）プログラムは自閉症児・者を対象としたものなので活用しない。(9-55)

❏ 職場適応援助者（ジョブコーチ）は，障害者の就労支援を企業で担う人材としての役割をもつ。(13-41)

❏ 職場適応援助者（ジョブコーチ）は，家族に対して精神障害者が安定した職業生活を送るためのかかわり方について助言を行う。(15-76)

❏ 「障害者雇用促進法」に基づく職場適応援助者（ジョブコーチ）は，円滑な就職と職場適応ができるよう，障害者と事業所の双方を支援する。また，就業面の支援に併せて，体調や生活リズムの管理に関する支援を行う。(23-74)

❏ 就労移行支援事業では，一般就労（雇用）への移行に向けて，一定期間にわたる計画的なプログラムに基づき，就労に必要な知識および能力の向上，企業とのマッチング等を図ることにより，企業等への雇用または在宅就労等が見込まれる者に対して，事業所内や企業において作業や実習を実施する。(10-44)

❏ 就労移行支援事業は，通常の事業所に雇用されることが可能と見込まれる65歳未満の障害者であって就労希望者が対象である。(17-78，18-74，19-78)

❏ 就労移行支援事業において，施設内作業訓練だけでなく，企業の場に利用者と一緒に出向いて実習を支援し，訓練効果を高めようとすることは，精神保健福祉士の支援方法として適切である。また，事業終了後に引き続き就職した利用者の職場を訪問し，定着に向けて支援を行うことは，精神保健福祉士の支援方法として適切である。(10-56)

❏ 就労移行支援事業においては，利用者に対して，事業終了後の就職のために，適性に合った職場探しを行うことは，精神保健福祉士の支援方法として適切である。適性に合った職場探しも必要であるが，それよりもクライエントの希望が実現するように支援する姿勢が求められる。(10-56)

❏ 就労移行支援事業においては，クライエントの就労という目標の実現を優先することが，精神保健福祉士には求められる。(10-56)

❏ 就労移行支援事業において，暫定支給期間中に，「就労移行支援のためのチェックリスト」を活用して個別支援計画を作成することは，精神保健福祉士の支援として適切である。ただし，チェックリストに頼るだけでなく，クライエントと共に個別支援計画を作成する必要がある。(10-56)

❏ 就労継続支援A型（雇用型）は，就労の機会を通じ，就労に必要な知識および能力の向上を図ることにより，雇用契約に基づく就労が可能と見込まれる者(利用開始時65歳未満)に対して，事業所内において雇用契約に基づいて就労の機会を提供するものである（障害者総合支援法により規定）。一般就労に必要な知識・能力が高まった者には一般就労への移行に向けた支援が行われる。(10-44，11-42，17-78，19-

75，22-75）

☐ **就労継続支援B型**は，通常の事業所に雇用されることが困難で，雇用契約に基づく就労が困難である者に対して，就労の機会の提供，生産活動の機会の提供，その他就労に必要な知識や能力の向上のために必要な訓練などを行う，社会保険が適用される雇用契約に基づかない就労継続支援の障害福祉サービス事業所である。（17-78）

☐ 障害者の態様に応じた多様な委託訓練は，一般企業やNPO法人に委託して行われる，就職に必要な知識・技能を習得するための**公共職業訓練**である。（10-44）

☐ 障害者の態様に応じた多様な委託訓練においては，都道府県に配置された**障害者職業訓練コーディネーター**が，委託先を開発し個々の障害者に対応して調整する。（12-42）

4 ｜ 生活支援システム

☐ 「**保健所及び市町村における精神保健福祉業務運営要領**」において，**保健所**の役割として，**訪問指導**・社会復帰および自立と社会参加への支援等が規定されている。（16-78，19-77）

☐ **福祉事務所**とは，「社会福祉法」第14条に規定されている「福祉に関する事務所」をいい，福祉六法に定める援助，育成または更生の措置に関する事務を司る第一線の社会福祉行政機関である。（16-78）

☐ 障害者雇用制度では，**精神障害者等ステップアップ雇用奨励金**が事業所に支払われる。（15-80）
　🖊 精神障害者等ステップアップ雇用奨励金は精神障害者を6〜12カ月の有期雇用（週10〜20時間未満）で受け入れ，徐々に就労時間を延長し，週20時間以上の勤務を目指すものである。

☐ **中小企業障害者多数雇用施設設置等助成金**とは，労働者数300人以下の事業主が，障害者の雇入れに係る計画を作成し，当該計画に基づき障害者を10人以上雇用するとともに，障害者の雇入れに必要な事業所の施設・設備等の設置・整備をした場合に，当該施設・設備等の設置等に要する費用に対して助成される。（17-79）

☐ **日常生活自立支援事業**とは，「社会福祉法」に規定された社会福祉協議会が実施するサービスで，認知症高齢者，知的障害者，精神障害者等のうち判断能力が不十分な人が地域において自立した生活を送れるよう，利用者との契約に基づき，福祉サービスの情報提供，日常的金銭管理等を行うものである。（16-74，18-80）

☐ **生活困窮者自立支援制度**とは，全国の福祉事務所設置自治体が実施主体となっており，官民協働による生活困窮者への地域の支援体制を構築し，自立の促進に関した包括的な事業を行っている。（18-80）

❏ **任意後見制度**とは，本人に十分な判断能力があるうちに，将来，判断能力が不十分な状態になった場合に備えて，あらかじめ自らが選んだ代理人を決めるものである。(18-80)

✐ 後見制度は「民法」に規定されており，知的障害，精神障害，認知症などにより判断行為能力が十分でない人の法律行為（不動産や預貯金などの財産の管理，介護などのサービス，施設への入所に関する契約など）を保護・援助する後見人（後見，保佐，補助）を決める制度のことである。

❏ **地域定着支援事業**とは，「障害者総合支援法」における**指定一般相談支援事業**の一つで，施設・病院からの退所・退院，家族との同居から一人暮らしに移行した障害者，地域生活が不安定な障害者等との常時の連絡体制を確保し，障害の特性に起因して生じた緊急の事態等において相談・支援を提供する事業である。(18-80)

❏ **自発的活動支援事業**とは，「障害者総合支援法」に基づき各市町村が実施する**地域生活支援事業**の必須事業の一つで，障害者，家族，地域の住民などによる地域における自発的な取組みを支援するもので，ピアサポート，災害対策，孤立防止活動支援，社会活動支援，ボランティア活動支援などがある。(18-80)

❏ **包括型地域生活支援プログラム（ACT）**は，地域で暮らす重度の精神障害者に対して24時間365日体制の支援を行い，ACTチームは医師，看護師，保健師，精神保健福祉士，作業療法士などの多職種で構成されるチームアプローチである。(20-75)

❏ **介護支援専門員（ケアマネジャー）**とは，要介護者または要支援者からの相談に応じ，訪問介護やデイサービスなど適切なサービスを利用できるように**ケアプラン**を作成し，市町村・サービス事業者・施設等との連絡調整を行う者である。(18-79)

❏ **障害者総合支援法**に基づく精神障害者に関連したサービスにおいて，**重度訪問介護**は常時介護を要する者を対象とする。(21-74)

❏ **相談支援専門員**とは，障害のある人が自立した日常生活，社会生活を営むことができるよう，**障害福祉サービス**などの利用計画の作成や地域生活への移行・定着に向けた支援，**住宅入居等支援事業**や**成年後見制度利用支援事業**に関する支援など，障害のある人の全般的な相談支援を行う者である。(18-79)

✐ 相談支援専門員は，「障害者総合支援法」に規定されている指定相談支援事業所，基幹相談支援センター等に配置されている。

❏ **精神保健福祉相談員**とは，「精神保健福祉法」第48条に規定されており，都道府県および市町村の精神保健福祉センターや保健所その他これらに準ずる施設で，精神保健および精神障害者の福祉に関する相談に応じ，精神障害者やその家族等その他の関係者を訪問して必要な指導を行う。(18-79)

❏ **退院支援相談員**とは，診療報酬で定められており，2014（平成26）年4月1日以降に精神療養病棟へ入院となった入院患者1人につき，精神保健福祉士または保健師，看護師，准看護師，作業療法士または社会福祉士として精神障害者に関する業務に従事した経験を3年以上有する者から，1人以上指定し，当該保険医療機関内に配置す

✏️ **成年後見制度（法定後見制度）**

	後　見	保　佐	補　助
対　象	判断能力が欠けているのが通常の状態である者	判断能力が著しく不十分な者	判断能力が不十分な者
申立人	本人，配偶者，四親等内の親族，検察官，市町村長など※1		
申し立て時の本人の同意	不要		必要
判断能力が低下しているかどうかの鑑定の要否	原則として必要		原則として診断書等で可
成年後見人等（後見人・保佐人・補助人）の同意が必要な行為	※2	民法第13条第1項所定の行為※3 ※4 ※5	申し立ての範囲内で家庭裁判所が審判で定める「特定の法律行為」（民法第13条第1項所定の行為の一部）※1 ※3 ※5
取り消しが可能な行為	日常生活に関する行為以外の行為※2	同上※3 ※4 ※5	同上※3 ※5
代理権の範囲	財産に関するすべての法律行為	申し立ての範囲内で家庭裁判所が審判で定める「特定の法律行為」※3	
制度を利用した場合の資格などの制限	医師，税理士等の資格や会社役員，公務員等の地位を失うなど※6	医師，税理士等の資格や会社役員，公務員等の地位を失うなど※6	

※1 本人以外の者の申し立てにより，保佐人に代理権を与える審判をする場合は，本人の同意が必要となる。補助開始の審判や，補助人に同意権・代理権を与える審判をする場合も同様。
※2 成年被後見人が契約等の法律行為（日常生活に関する行為を除く）をした場合には，仮に成年後見人の同意があったとしても，後で取り消すことができる。
※3 民法第13条第1項では，借金，訴訟行為，相続の承認・放棄，新築・改築・増築などの行為があげられている。
※4 家庭裁判所の審判により，民法第13条第1項所定の行為以外についても，同意権・取消権の範囲とすることができる。
※5 日用品の購入など日常生活に関する行為は除かれる。
※6 公職選挙法の改正により，選挙権の権限はなくなっている。

〈2021 長坂・坂口〉

るものである。(18-79)

☐ **都道府県知事**は，精神科病院の実地指導を業務の一つとして行う。(17-77)

☐ **サービス提供責任者**は，「介護保険法」に基づく「指定居宅サービス等の事業の人員，設備及び運営に関する基準」の第24条（訪問介護計画の作成）および第28条（管理者及びサービス提供責任者の責務）に定められており，指定訪問介護の利用の申込みに係る調整，利用者の状態の変化やサービスに関する意向を定期的に把握することなどの業務を行う。(18-79)

☐ **地域包括支援センター**は，「介護保険法」に基づく機関であり，要介護度が要支援1，2と認定された人を対象に予防給付のケアマネジメント（介護予防支援）や，特定高齢者（要支援，要介護予備軍）に対する介護予防事業のケアマネジメントなどを担当する。(18-78)

☐ **地域活動支援センター**は，市町村が実施する「障害者総合支援法」の**地域生活支援事業**の一つで，利用者に創作的活動や生産活動の機会を提供し，社会との交流の促進を図るとともに，日常生活に必要な便宜の供与を適切かつ効果的に行うもの（地域活動支援センターの設備及び運営に関する基準第2条）とされている。(17-78，18-78)

✏️ サービスの利用の流れ（計画相談の流れ）

申請者（本人）	指定特定相談支援事業者	サービス事業者
サービス利用申請 ↓ 指定特定相談支援事業者と契約 ↓ 障害者支援区分の 調査・認定を受ける ┄┄┄▶	アセスメント ↓ サービス等利用計画案	
支　給　決　定（市町村）		
↓	↓	↓
サ ー ビ ス 担 当 者 会 議		
↓	サービス等利用計画 ┄┄┄▶	
サービス提供事業者と契約		アセスメント ↓ 個別支援計画案
↓		↓
個別支援会議		個別支援会議
↓		↓ 個別支援計画 ↓
サービス利用開始		個別支援計画の実施 （サービスの提供）
モニタリングを受ける ↓	継続サービス利用支援 （モニタリング） ↓	モニタリング ↓
サ ー ビ ス 担 当 者 会 議		
	サービス等利用計画の変更	個別支援計画の変更

〈2021 長坂・坂口〉

☐ **地域生活定着支援センター**は，高齢または障害により自立が困難な矯正施設退所者に対し，保護観察所と協働して退所後直ちに福祉サービス等につなげ，地域生活に定着を図るため，厚生労働省の**地域生活定着促進事業**により各都道府県に設置されている。(18-78)

☐ **「障害者総合支援法」**に基づく市町村が設置する**協議会（市町村協議会）**では，インフォーマルな社会支援も含めた支援体制の整備を検討する。また，個別事例の支援のあり方について協議する。(17-76)

☐ **自立支援医療（精神通院医療）**の根拠となる法律は，**障害者総合支援法**である。また，自立支援医療の申請受理は**市町村**の精神保健福祉業務であるが，審査は都道府県・政令市設置の**精神保健福祉センター**となっている。(21-73，22-77)

☐ **「障害者総合支援法」**では，**基幹相談支援センター**は地域の相談支援体制の強化に取り組むとされている。(23-77)

☐ **自立訓練**には，身体障害者を対象にリハビリテーションやトレーニングによる理学療法，作業療法その他必要なリハビリテーション，生活等に関する相談および助言その他の必要な支援を行う「**機能訓練**」と，知的障害者または精神障害者を対象に自立した日常生活を営むために必要な入浴・排せつ・食事等に対する訓練，生活等に関する相談および助言，その他の必要な支援を行う「**生活訓練**」がある。(17-78)

☐ **元気回復行動プラン（WRAP）**は，精神障害の当事者であるアメリカのコープランド，M. E. が開発したグループを基本にリカバリーの概念を体現するプログラムであり，**ピアサポートプログラム**である。(18-75，18-76)
　🖊リカバリーとは疾病からの治癒や発病の前に戻るといった意味ではなく，自尊心や生活を取り戻し，新たな自分の生き方や人生の価値を見出すという意味である。

☐ **元気回復行動プラン（WRAP）**では，精神障害を有する当事者の間で考案されたものである**ファシリテーター**として活動する人の養成が行われている。(18-75)
　🖊ファシリテーターは WRAP クラスの進行役を務める。養成研修では，WRAP の価値と倫理，クラス（グループ）の進め方などについて学ぶ。

☐ **ピアサポーター**は対等な立場で仲間を支え，また**ロールモデル**としても期待される。(22-76)

☐ **IPS モデル**（individual placement and support）とは，アメリカで開発された**就労支援モデル**で，**個別職業紹介**と**サポート**による援助つきの雇用を意味する。(18-76)

索 引

155

カバー・表紙デザイン　　上向由里絵（株式会社へるす出版）

改訂第2版
精神保健福祉士国家試験 専門科目キーワード

定価（本体価格 1,800 円＋税）

2017 年 7 月 10 日　　第 1 版第 1 刷発行
2021 年 9 月 1 日　　第 2 版第 1 刷発行

著　者／長坂　和則
発行者／佐藤　枢
発行所／株式会社　**へるす出版**

〒164-0001　東京都中野区中野 2-2-3
TEL　03(3384)8035（販売）　03(3384)8155（編集）
振替・00180-7-175971
http://www.herusu-shuppan.co.jp

印刷所／三報社印刷株式会社